INRAD

Casos Clínicos

INRAD

Casos Clínicos

volume 1

InRad
HC-FMUSP

Editor da Série

Giovanni Guido Cerri
Professor Titular do Departamento de Radiologia da Faculdade de Medicina da Universidade de São Paulo (FMUSP)
Diretor do Instituto de Radiologia do Hospital das Clínicas da Faculdade de Medicina da Universidade de São Paulo (HC–FMUSP)

Editores

Alexandre Marconi Ayres Pereira
Médico-Preceptor do Departamento de Radiologia do Hospital das Clínicas da Faculdade de Medicina da Universidade de São Paulo (HC–FMUSP)

Cláudia da Costa Leite
Chefe do Setor de Neuroimagem do Departamento de Radiologia do Hospital das Clínicas da Faculdade de Medicina da Universidade de São Paulo (HC–FMUSP)

Danillo Cunha Loula
Médico-Preceptor do Departamento de Radiologia do Hospital das Clínicas da Faculdade de Medicina da Universidade de São Paulo (HC–FMUSP)

Eloísa Maria Mello Santiago Gebrim
Chefe do Setor de Imagem de Cabeça e Pescoço do Departamento de Radiologia do Hospital das Clínicas da Faculdade de Medicina da Universidade de São Paulo (HC–FMUSP)

Hye Ju Lee
Médica-Preceptora do Departamento de Radiologia do Hospital das Clínicas da Faculdade de Medicina da Universidade de São Paulo (HC–FMUSP)

Luiz Antonio Nunes de Oliveira
Chefe do Serviço de Diagnóstico por Imagem do Instituto da Criança do Hospital das Clínicas da Faculdade de Medicina da Universidade de São Paulo (HC–FMUSP)

Luiz Tenório de Brito Siqueira
Médico-Preceptor do Departamento de Radiologia do Hospital das Clínicas da Faculdade de Medicina da Universidade de São Paulo (HC–FMUSP)

Manoel de Souza Rocha
Chefe do Setor de Medicina Interna do Departamento de Radiologia do Hospital das Clínicas da Faculdade de Medicina da Universidade de São Paulo (HC–FMUSP)

Marcelo Bordalo Rodrigues
Chefe do Setor de Imagem Músculo-Esquelética do Departamento de Radiologia do Hospital das Clínicas da Faculdade de Medicina da Universidade de São Paulo (HC–FMUSP)

Marcelo Buarque de Gusmão Funari
Chefe do Setor de Imagem do Tórax do Departamento de Radiologia do Hospital das Clínicas da Faculdade de Medicina da Universidade de São Paulo (HC–FMUSP)

Maria Cristina Chammas
Chefe do Setor de Ultra-Sonografia do Departamento de Radiologia do Hospital das Clínicas da Faculdade de Medicina da Universidade de São Paulo (HC–FMUSP)

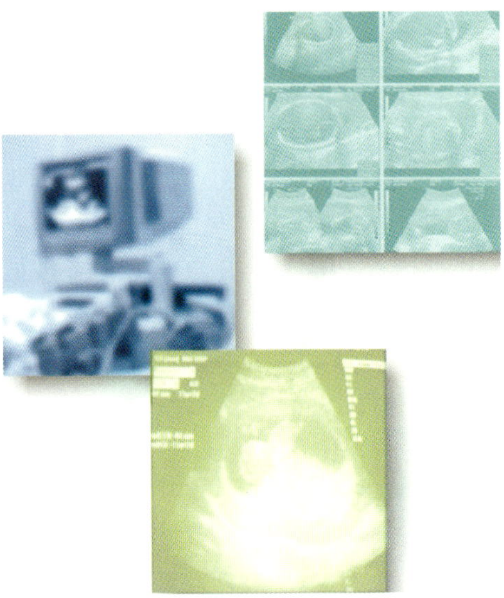

REVINTER

INRAD – Casos Clínicos
Volume 1

ISBN 978-85-372-0189-3

Contato com o autor:
precepa@yahoo.com.br

A precisão das indicações, as reações adversas e as relações de dosagem para as drogas citadas nesta obra podem sofrer alterações.
Solicitamos que o leitor reveja a farmacologia dos medicamentos aqui mencionados.
A responsabilidade civil e criminal, perante terceiros e perante a Editora Revinter, sobre o conteúdo total desta obra, incluindo as ilustrações e autorizações/créditos correspondentes, é do(s) seu(s) autor(es).

Livraria e Editora REVINTER Ltda.
Rua do Matoso, 170 – Tijuca
20270-135 – Rio de Janeiro – RJ
Tel.: (21) 2563-9700 – Fax: (21) 2563-9701
livraria@revinter.com.br – www.revinter.com.br

APRESENTAÇÃO

INRAD – *Casos Clínicos* é o primeiro livro que se baseia em casos clínicos, elaborado pelo Instituto de Radiologia do Hospital das Clínicas da Universidade de São Paulo.

É uma coletânea de casos acompanhados pelo nosso Instituto e selecionados de acordo com o interesse, tanto do ponto de vista clínico quanto dos aspectos de imagem, inerentes a cada um dos diagnósticos.

Cada caso é apresentado sob a forma de uma história clínica sucinta, acompanhada das principais imagens do caso e, em um segundo momento, são apresentados a descrição dos principais achados de imagem, o diagnóstico e a discussão referente ao caso.

A elaboração do livro contou com a participação de toda a equipe médica do Instituto, incluindo assistentes, residentes e estagiários, sob a supervisão direta dos chefes de cada grupo.

Esperamos que os leitores apreciem este trabalho.

Agradecemos à Editora Revinter pela dedicação na elaboração desta obra.

PREFÁCIO

A radiologia é uma arte que se desenvolve pela prática, e nada mais objetivo para o aprendizado do que o estudo de casos clínicos. A grande massa de conhecimento radiológico acumulada nos últimos anos em todas as suas subespecialidades impele o radiologista a atualizar-se constantemente, sendo esta uma árdua tarefa. Uma grande parte desta atualização passa pela prática radiológica. É com o intuito de auxiliar na prática que foi elaborado o livro *INRAD – Casos Clínicos*. Sua estrutura foi organizada de tal forma que o leitor irá confrontar-se com imagens de um caso clínico sem o conhecimento do diagnóstico do caso, podendo, assim, refletir sobre as imagens, pondo em prática a arte do diagnóstico radiológico.

O Instituto de Radiologia atende pacientes com diferentes doenças, desde as mais típicas às mais raras, e dividir esta vivência com os colegas de profissão é outro escopo deste livro que traz grande satisfação a esta instituição.

Serão 25 desafios diferentes compreendendo todos os sistemas e métodos diagnósticos de que dispomos atualmente. As discussões dos casos ficaram a cargo de grandes especialistas das áreas que acrescentaram conhecimento particular às discussões, visando proporcionar ao leitor, além do desafio diagnóstico, agregar conhecimento ao tema em questão, compondo uma leitura fácil e interessante sobre todos os temas.

INRAD – Casos Clínicos é fruto do esforço conjunto e dedicado de todos os integrantes do Instituto de Radiologia do Hospital das Clínicas da Faculdade de Medicina, na figura dos seus estagiários, residentes, assistentes, preceptores, supervisores e chefes de grupo. Todos ficando muito contentes com o desenho final do mesmo.

Desta forma, convidamos os colegas a desfrutar deste trabalho, aprimorando a sua prática radiológica e crescendo sempre na prática médica.

Os Editores

SÉRIE INRAD – CASOS CLÍNICOS

EDITOR DA SÉRIE

Giovanni Guido Cerri
Professor Titular do Departamento de Radiologia da Faculdade de Medicina da Universidade de São Paulo (FMUSP)
Diretor do Instituto de Radiologia do Hospital das Clínicas da Faculdade de Medicina da Universidade de São Paulo (HC – FMUSP)

EDITORES

Alexandre Marconi Ayres Pereira
Médico-Preceptor do Departamento de Radiologia do Hospital das Clínicas da Faculdade de Medicina da Universidade de São Paulo (HC – FMUSP)

Cláudia da Costa Leite
Chefe do Setor de Neuroimagem do Departamento de Radiologia do Hospital das Clínicas da Faculdade de Medicina da Universidade de São Paulo (HC – FMUSP)

Danillo Cunha Loula
Médico-Preceptor do Departamento de Radiologia do Hospital das Clínicas da Faculdade de Medicina da Universidade de São Paulo (HC – FMUSP)

Eloísa Maria Mello Santiago Gebrim
Chefe do Setor de Imagem de Cabeça e Pescoço do Departamento de Radiologia do Hospital das Clínicas da Faculdade de Medicina da Universidade de São Paulo (HC – FMUSP)

Hye Ju Lee
Médica-Preceptora do Departamento de Radiologia do Hospital das Clínicas da Faculdade de Medicina da Universidade de São Paulo (HC – FMUSP)

Luiz Antonio Nunes de Oliveira
Chefe do Serviço de Diagnóstico por Imagem do Instituto da Criança do Hospital das Clínicas da Faculdade de Medicina da Universidade de São Paulo (HC – FMUSP)

Luiz Tenório de Brito Siqueira
Médico-Preceptor do Departamento de Radiologia do Hospital das Clínicas da Faculdade de Medicina da Universidade de São Paulo (HC – FMUSP)

Manoel de Souza Rocha
Chefe do Setor de Medicina Interna do Departamento de Radiologia do Hospital das Clínicas da Faculdade de Medicina da Universidade de São Paulo (HC – FMUSP)

Marcelo Bordalo Rodrigues
Chefe do Setor de Imagem Musculoesquelética do Departamento de Radiologia do Hospital das Clínicas da Faculdade de Medicina da Universidade de São Paulo (HC – FMUSP)

Marcelo Buarque de Gusmão Funari
Chefe do Setor de Imagem do Tórax do Departamento de Radiologia do Hospital das Clínicas da Faculdade de Medicina da Universidade de São Paulo (HC – FMUSP)

Maria Cristina Chammas
Chefe do Setor de Ultra-Sonografia do Departamento de Radiologia do Hospital das Clínicas da Faculdade de Medicina da Universidade de São Paulo (HC – FMUSP)

COLABORADORES

Alexandre Castilho Valim
Médico-Residente do InRad do Hospital das Clínicas da FMUSP

Cinthia Denise Ortega
Médica-Residente do InRad do Hospital das Clínicas da FMUSP

Daniel Alvarenga
Médico-Residente do InRad do Hospital das Clínicas da FMUSP

Daniella Ferraro Fernandes Costa
Médica-Residente do InRad do Hospital das Clínicas da FMUSP

Débora Cristina de Azevedo
Médica-Residente do InRad do Hospital das Clínicas da FMUSP

Fabio Augusto Cardillo Vieira
Médico-Residente do InRad do Hospital das Clínicas da FMUSP

Fabio Hideki Aoki
Médico-Residente do InRad do Hospital das Clínicas da FMUSP

Fabrício Stewan Feltrin
Médico-Residente do InRad do Hospital das Clínicas da FMUSP

Fernando Ide Yamauchi
Médico-Residente do InRad do Hospital das Clínicas da FMUSP

Leandro Hideki Otani
Médico-Residente do InRad do Hospital das Clínicas da FMUSP

Luciana Cristina Pasquini Raiza
Médica-Residente do InRad do Hospital das Clínicas da FMUSP

Patrícia Akissue de Camargo Teixeira
Médica-Residente do InRad do Hospital das Clínicas da FMUSP

Paulo Rogério B. Silvério
Médico-Residente do InRad do Hospital das Clínicas da FMUSP

Robson de Barros
Médico-Residente do InRad do Hospital das Clínicas da FMUSP

Rodrigo Santos Padre
Médico-Residente do InRad do Hospital das Clínicas da FMUSP

Tahan Rivas Tirapani
Médico-Residente do InRad do Hospital das Clínicas da FMUSP

SUMÁRIO

NEURORRADIOLOGIA

CABEÇA E PESCOÇO

TÓRAX

ABDOME

SUMÁRIO

ULTRA-SONOGRAFIA

PEDIATRIA

MUSCULOESQUELÉTICO

INRAD

Neurorradiologia

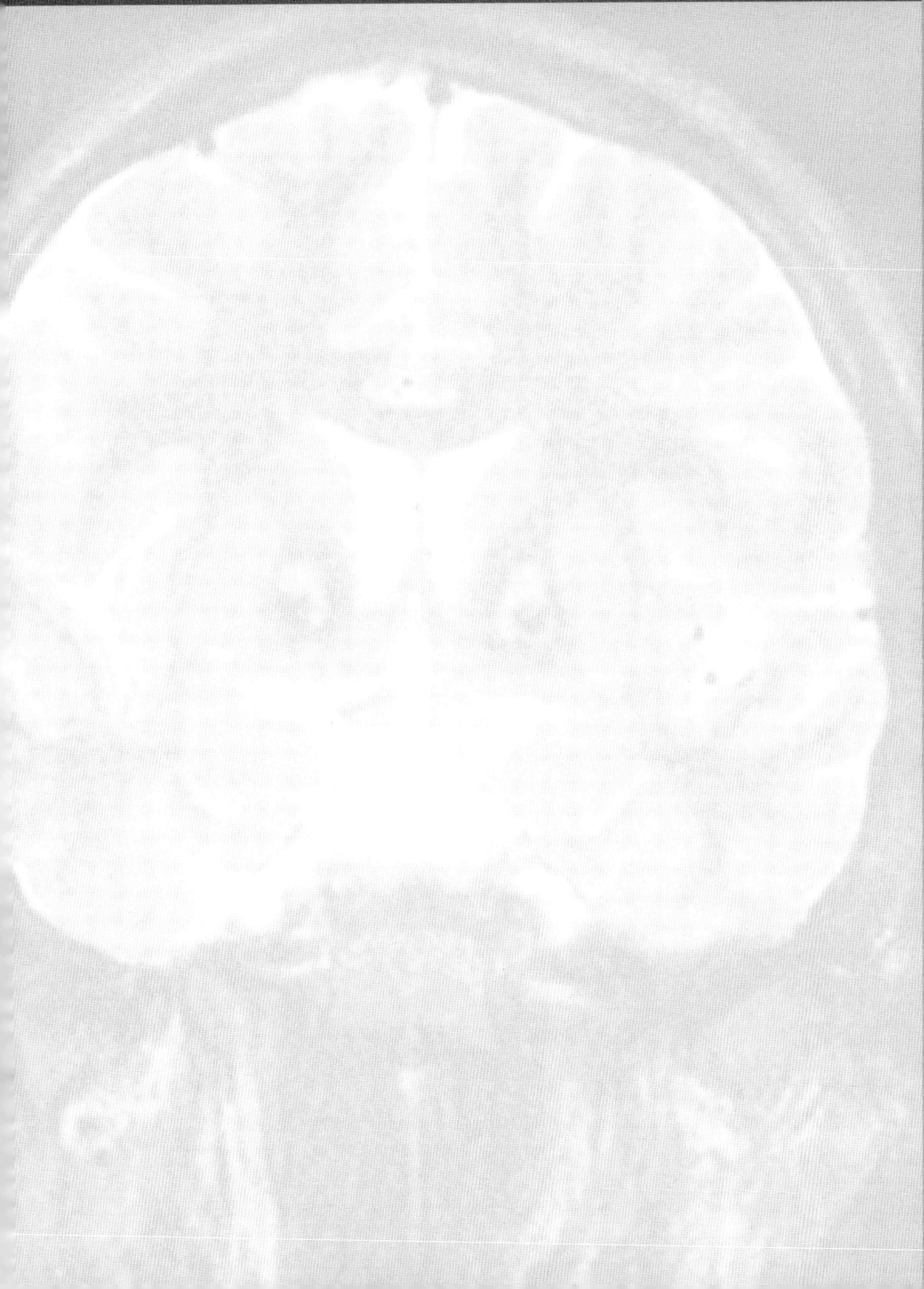

Fabio Hideki Aoki

QUADRO CLÍNICO

Paciente de 22 anos, sexo masculino, natural de Sorocaba. Apresenta disartria progressiva e alteração da marcha desde os 10 anos de idade. Parou de deambular há 4 anos. Pais não são consanguíneos. Ao exame físico, apresenta atrofia dos membros inferiores.

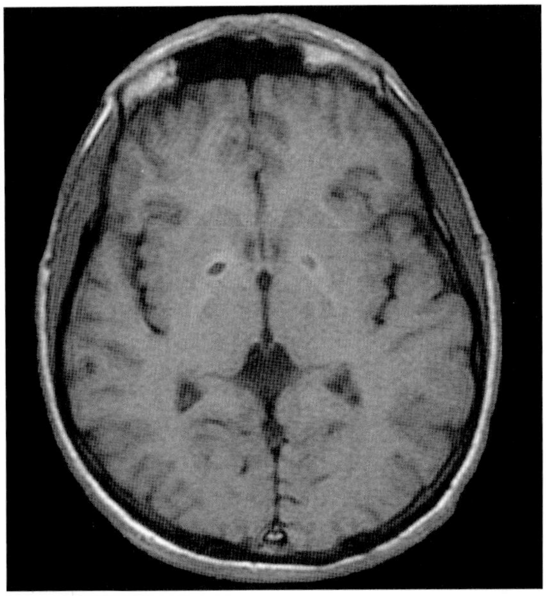

Fig. 1-1. Ressonância magnética – Imagem axial pesada em T1.

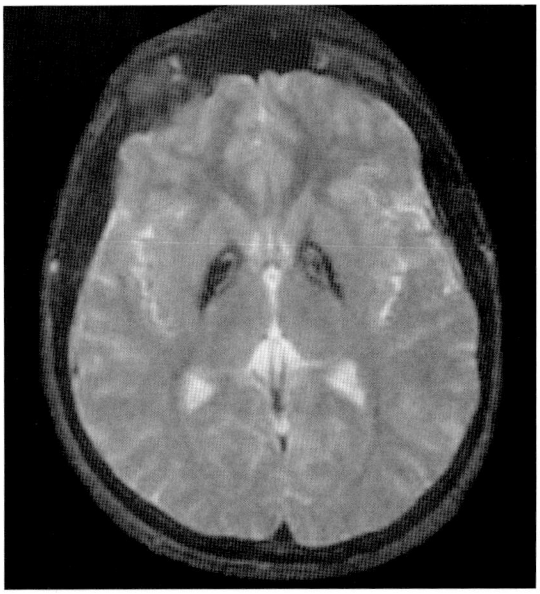

Fig. 1-2. Ressonância magnética – Imagem axial pesada em T2.

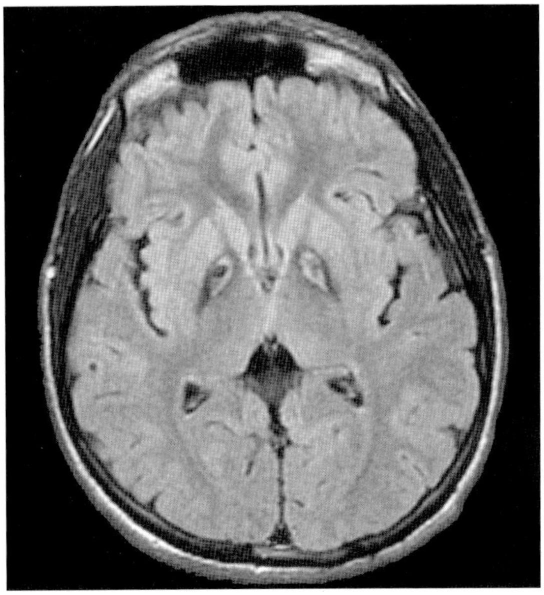

Fig. 1-3. Ressonância magnética – Imagem axial FLAIR.

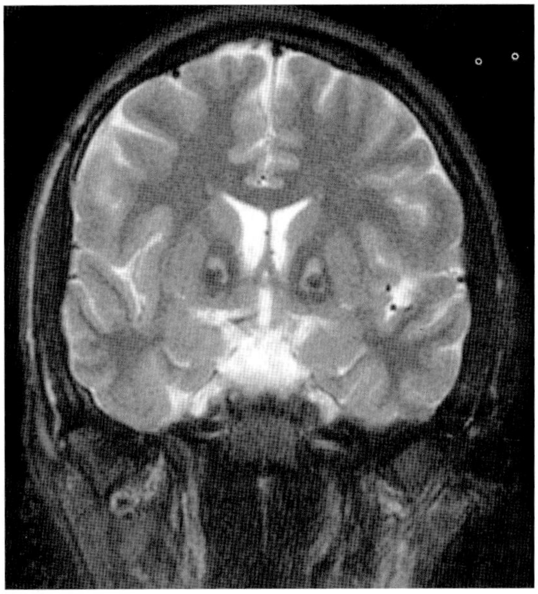

Fig. 1-4. Ressonância magnética – Imagem coronal ponderada em T2.

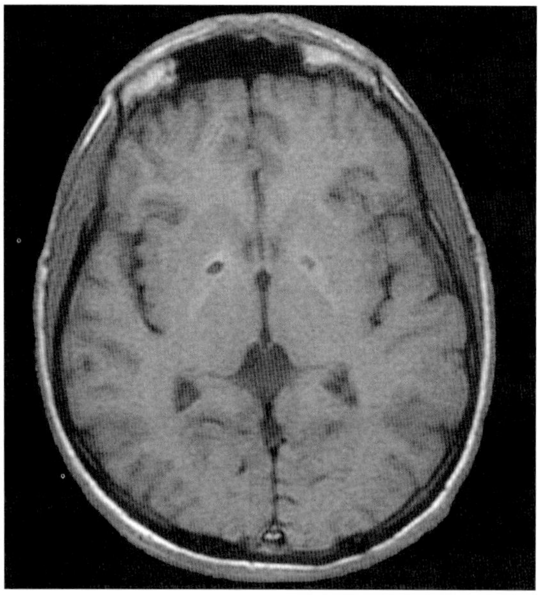

Fig. 1-1. Imagem axial pesada em T1 demonstra lesões bilaterais e simétricas nos globos pálidos caracterizadas por hipossinal central e hipersinal periférico.

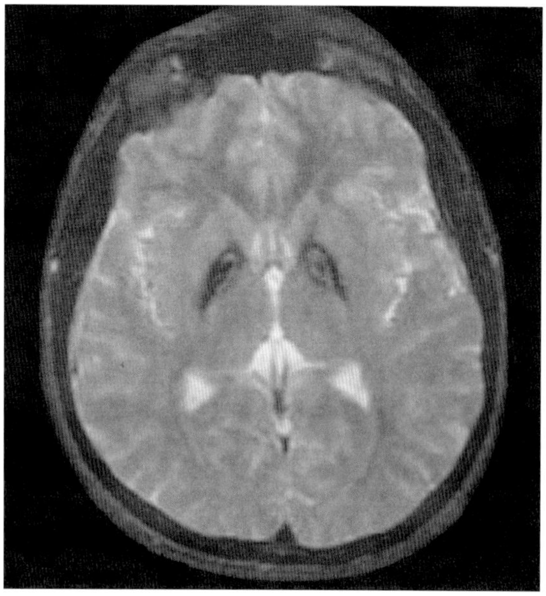

Fig. 1-2. Imagem axial pesada em T2 demonstra hipossinal e hipersinal nos globos pálidos.

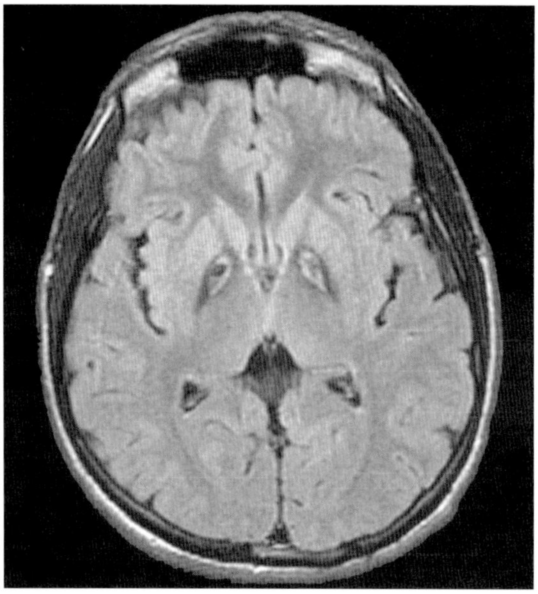

Fig. 1-3. Imagem axial FLAIR também demonstra a alteração de sinal palidal.

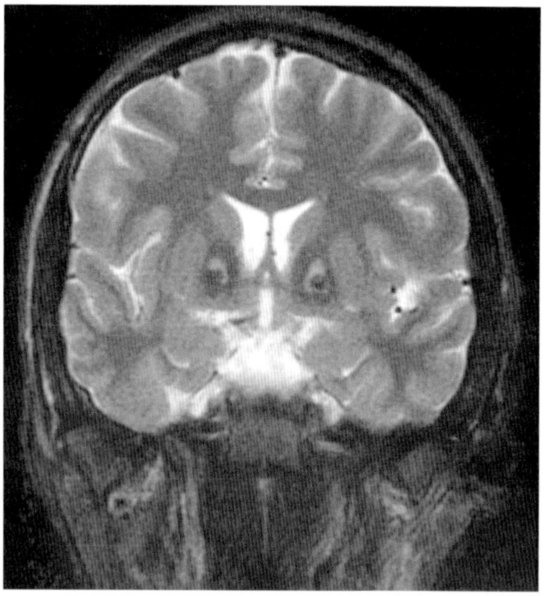

Fig. 1-4. Imagem coronal T2 mostra o sinal de "olho-de-tigre".

DIAGNÓSTICO

Neurodegeneração associada à pantotenato quinase.

DEFINIÇÃO DA DOENÇA

A neurodegeneração associada à pantotenato quinase (PANK) é uma doença rara, caracterizada clinicamente por disfunção extrapiramidal progressiva (alteração da marcha, rigidez e distonia) e perda de memória.

ASPECTOS ANATOMOPATOLÓGICOS

A análise patológica evidencia acúmulo de ferro e gliose nos globos pálidos. É uma doença autossômica recessiva relacionada com mutações no gene *PANK2*. É conhecida, também, como síndrome de Hallervorden-Spatz, porém essa denominação não é recomendada por causa das evidências de que o Dr. Julius Hallervorden realizou experimentos em campos de extermínio.

ASPECTOS CLÍNICOS E LABORATORIAIS

Existem 2 formas principais. A forma clássica geralmente se inicia antes dos 10 anos. Distonia, disartria e coréia são os achados mais freqüentes e, em até 60% dos pacientes, é observada retinopatia pigmentar.

Na forma atípica, os sintomas aparecem na adolescência e alterações psiquiátricas e da fala são mais proeminentes.

ACHADOS DE IMAGEM

Hayflick publicou um estudo com 123 pacientes e verificou que, no grupo dos pacientes com a forma clássica (n = 66), 100% dos pacientes apresentavam mutação no gene *PANK2* e o sinal do "olho-de-tigre", ao passo que, no grupo com a forma atípica, apenas 33% apresentavam a mutação no gene *PANK2* e 0% apresentava o sinal do "olho-de-tigre".

Posteriormente a essa publicação, houve relatos de casos de pacientes com mutação do gene da *PANK2* que não apresentaram o sinal do "olho-de-tigre" ou que o mesmo desapareceu em exames posteriores. Atualmente, recomenda-se que os achados na ressonância magnética sejam correlacionados ao exame genético, pois existem outras doenças que apresentam o sinal do "olho-de-tigre". A neuroferritinopatia e a aceruloplasminemia podem apresentar esse sinal, porém os sintomas iniciam-se na fase adulta. A intoxicação por cianeto e por monóxido de carbono também, contudo apresentam fator causal evidente.

DIAGNÓSTICO DIFERENCIAL

Como citado acima, os principais diagnósticos diferenciais são a neuroferritinopatia e a aceruloplasminemia.

LEITURAS RECOMENDADAS

Baumeister FAM, *et al.* The eye-of-the-tiger sign is not a reliable disease marker for Hallervorden-Spatz syndrome. *Neuropediatrics* 2005 Jun;36(3):221-2.

Hayflick SJ, *et al.* Genetic, clinical, and radiographic delineation of Hallervorden-Spatz syndrome. *N Engl J Med* 2003 Jan 2;348(1):33-40.

Zolkipli Z, *et al.* Pantothenate kinase 2 mutation with classic pantothenate-kinase-associated neurodegeneration without 'eye-of-the-tiger' sign on MRI in a pair of siblings. *Pediatr Radiol* 2006 Aug;36(8):884-6.

CASO 2

Alexandre Castilho Valim

QUADRO CLÍNICO

Paciente do sexo feminino, 46 anos, com queixa de anisocoria há 1 dia. Relatava trauma em região cervical direita há 2 dias, enquanto praticava jiu-jitsu. Ao exame físico, constatou-se síndrome de Horner incompleta à direita.

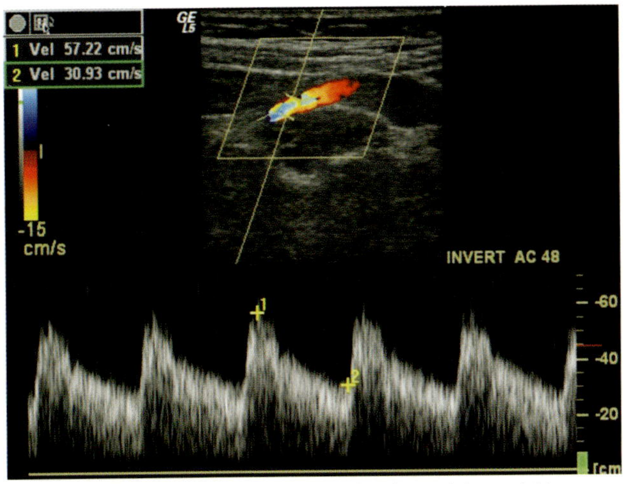

Fig. 2-1. Ultra-sonografia com Doppler da artéria carótida interna direita.

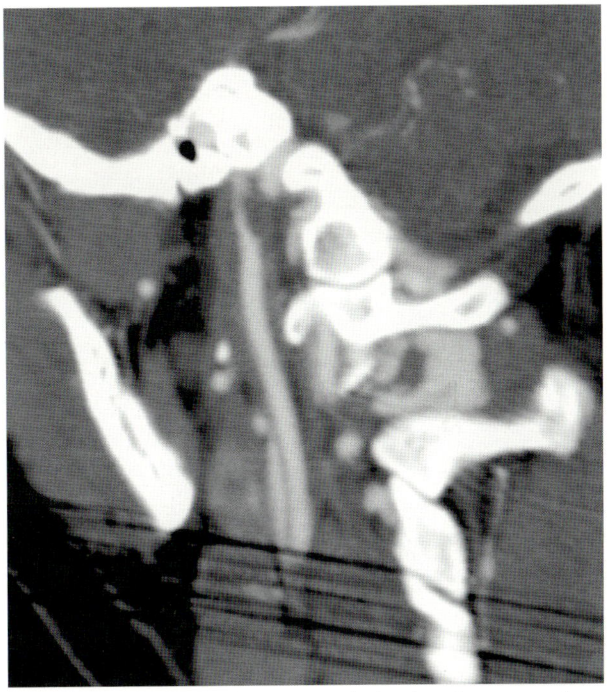

Fig. 2-2. Angiotomografia computadorizada – Reconstrução sagital direita.

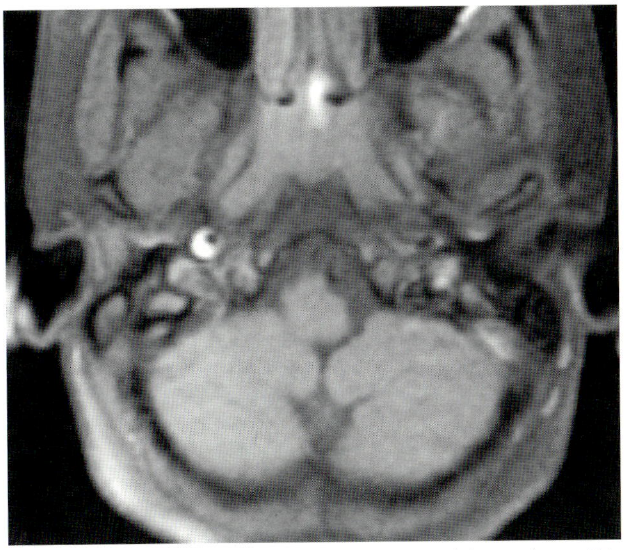

Fig. 2-3. Ressonância magnética – Imagem axial pesada em T1 com saturação de gordura.

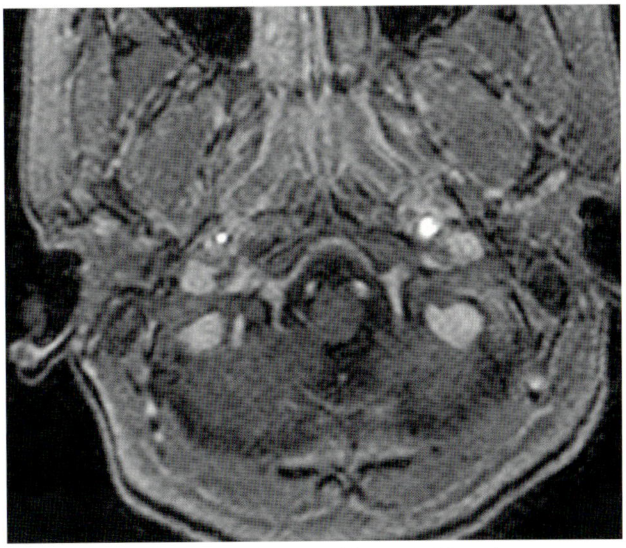

Fig. 2-4. Angiorressonância magnética – SPGR após a administração do contraste endovenoso.

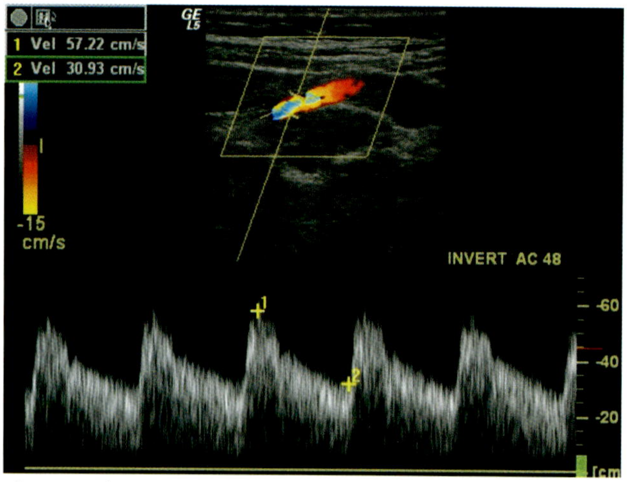

Fig. 2-1. Ultra-sonografia com Doppler colorido e pulsado sem alterações.

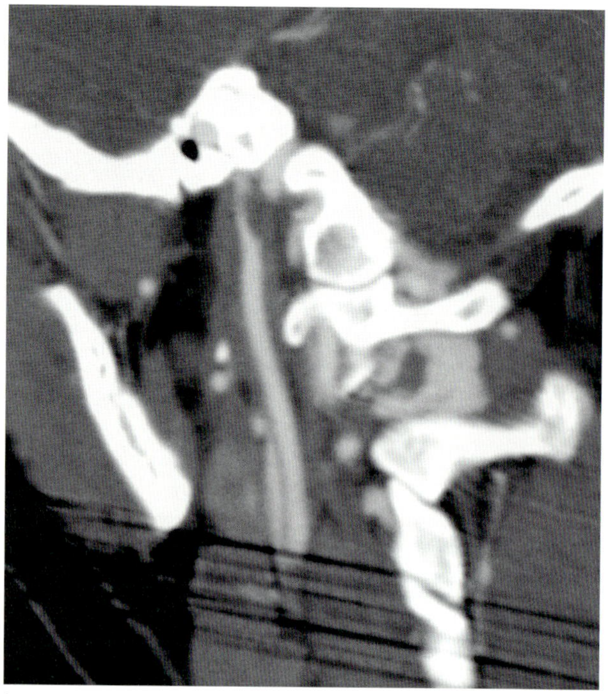

Fig. 2-2. Angiotomografia mostra afilamento gradual da artéria carótida interna no terço distal da sua porção cervical.

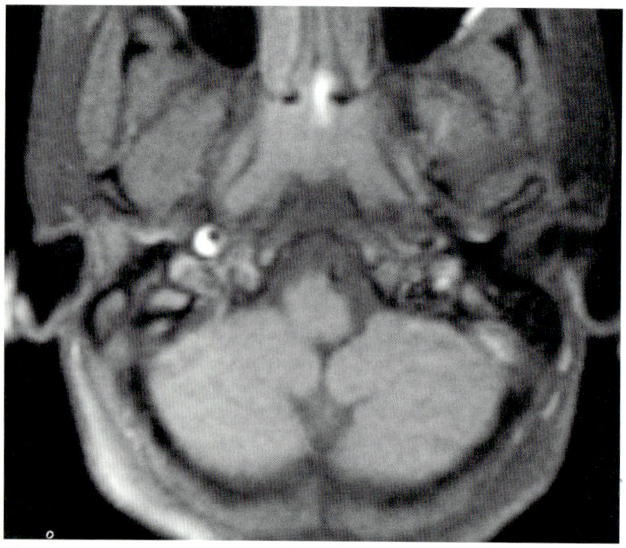

Fig. 2-3. Imagem axial pesada em T1 mostra o hipersinal parietal da artéria carótida interna direita, característico de dissecção.

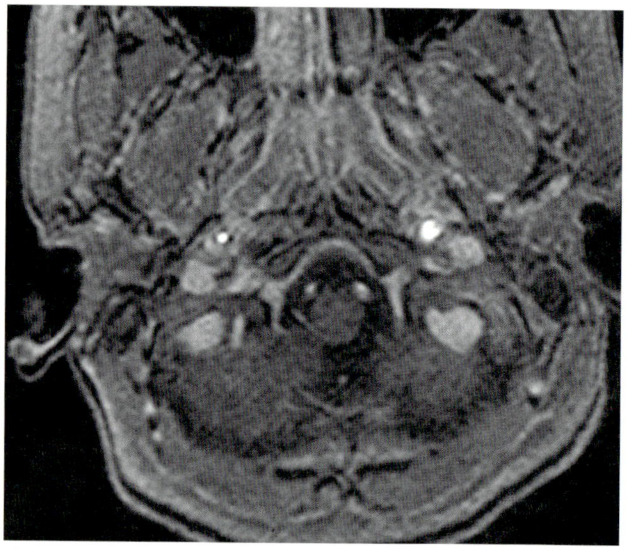

Fig. 2-4. Imagem axial SPGR pós-contraste demonstra redução do fluxo na artéria carótida interna direita.

DIAGNÓSTICO

Dissecção traumática de carótida direita.

DEFINIÇÃO DA DOENÇA

A dissecção traumática carotídea é a formação de falso lúmen causada por lesão traumática da camada intimal ou por hemorragia intramural decorrente da lesão do *vasa vasorum*. Ambos os mecanismos levam a uma dissecção da parede da artéria, geralmente pela camada média, acarretando um estreitamento luminal, podendo ocorrer, nos casos mais graves, oclusão arterial, trombose ou formação de pseudo-aneurisma.

ASPECTOS CLÍNICOS E LABORATORIAIS

As dissecções de artéria carótida são responsáveis por menos de 1% dos acidentes vasculares cerebrais isquêmicos (AVCI). No entanto, considerando-se apenas a população de adultos jovens, esse índice sobe para 10-25%, em razão do aumento na incidência de trauma cervical nessa faixa etária.

As dissecções podem dividir-se em 2 tipos principais: traumáticas e espontâneas. As espontâneas estão associadas a alguns fatores de risco conhecidos, como displasia fibromuscular, síndromes de Marfan e Ehler-Danlos, osteogênese imperfeita, além de fatores mais prevalentes como diabetes melito, hipertensão, dislipidemia e tabagismo.

As manifestações clínicas são muito variáveis, podendo apresentar-se como cefaléia (tipicamente retroorbitária), cervicalgia, síndrome de Horner ipsolateral ou sinais/sintomas de AVCI. O sítio mais comum de acometimento é o segmento cervical da artéria carótida interna, cerca de 2-3 cm acima do bulbo carotídeo, geralmente poupando o segmento petroso.

ACHADOS DE IMAGEM

A ultra-sonografia com Doppler apresenta sensibilidade reduzida para o diagnóstico, visto que não detecta dissecções mais distais, como no caso apresentado. É muito utilizado, porém, para seguimento, quando positivo. No modo B, pode-se observar um *flap* intimal, o falso lúmen, um trombo intravascular ou o estreitamento luminal. O Doppler espectral pode evidenciar um fluxo de alta resistência ou mesmo ausência de fluxo.

A ressonância magnética com estudo angiográfico permite a visualização da extensão da dissecção e do hematoma intramural, dependendo do tempo decorrido desde o trauma. Nas fases subagudas, o hematoma apresenta hipersinal em T1, além de aumento no diâmetro externo do vaso. Ainda a utilização de técnicas de difusão e perfusão permite a avaliação de possíveis repercussões isquêmicas cerebrais.

A angiotomografia apresenta acurácia próxima à angiografia convencional, sendo possível a identificação de duplo lúmen, *flap* intimal, estenose/oclusão ou formação de pseudo-aneurisma.

A angiografia convencional fica reservada para casos duvidosos ou naqueles casos em que há indicação de abordagem endovascular.

DIAGNÓSTICO DIFERENCIAL

Os diagnósticos diferenciais da dissecção arterial incluem essencialmente causas de estenose ou oclusão vascular, incluindo-se aí a ateromatose, a trombose e o vasoespasmo.

LEITURAS RECOMENDADAS

Flis C, Jäger H, Sidhu P. Carotid and vertebral artery dissections: clinical aspects, imaging features and endovascular treatment. *Eur Radiol* 2007;17:820-834.

Guillon B, Lévy C, Bousser MG. Internal carotid artery dissection: an update. *J Neurol Sci* 1998;153:146-158.

Núñez DB Jr, Torres-León M, Múnera F. Vascular injuries of the neck and thoracic inlet: helical CT angiographic correlation. *Radiology* 2004;24:1087-1100.

Minhas Anotações

QUADRO CLÍNICO

Paciente de 25 anos, sexo masculino, procurou serviço do pronto-socorro por causa de cefaléia súbita de forte intensidade seguida de convulsão. Foi internado, evoluindo com rebaixamento do nível de consciência e hemiparesia à esquerda.

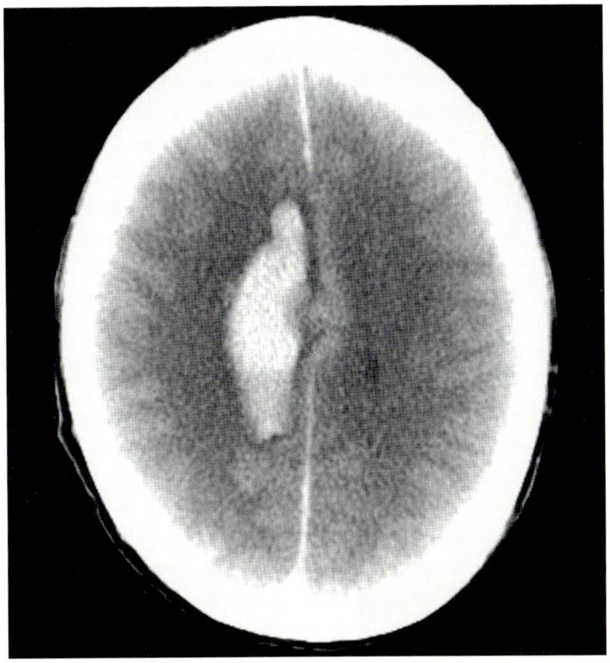

Fig. 3-1. Tomografia computadorizada sem contraste.

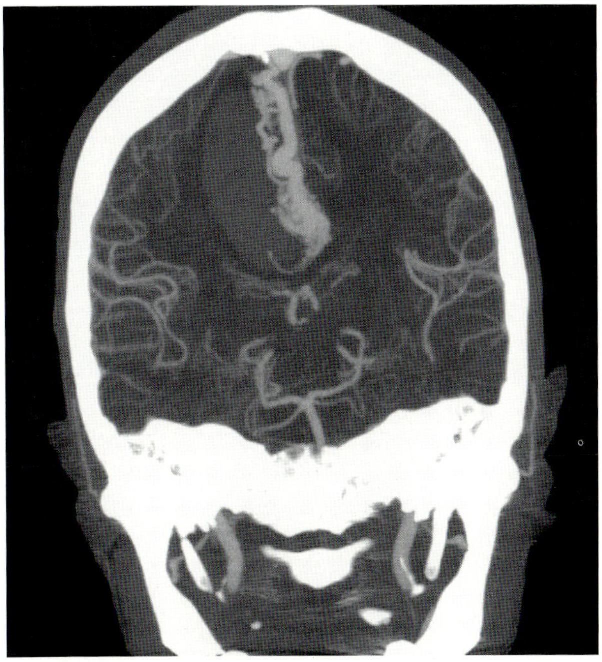

Fig. 3-2. Angiotomografia computadorizada – Plano coronal.

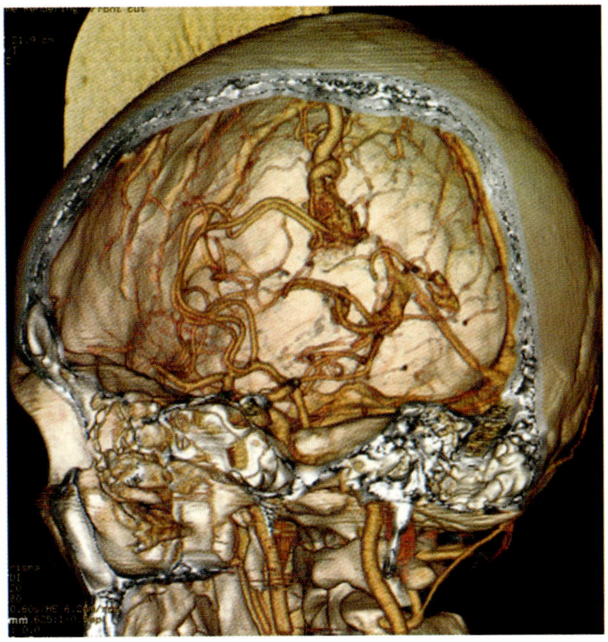

Fig. 3-3. Angiotomografia computadorizada com reconstrução 3D com técnica *Volume Rendering*.

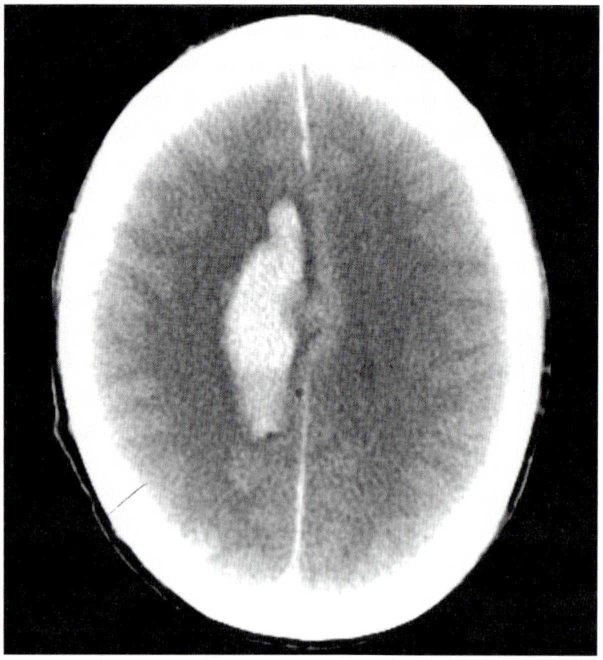

Fig. 3-1. Tomografia computadorizada – Imagem axial demonstrando hematoma intraparenquimatoso frontoparietal direito.

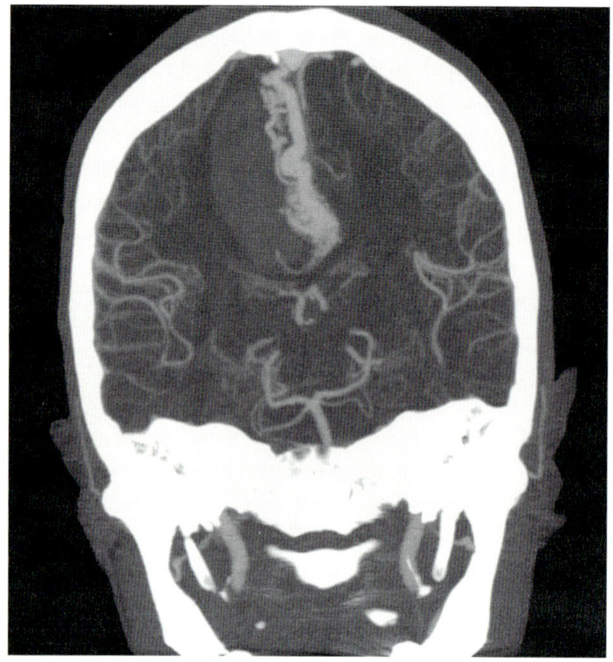

Fig. 3-2. Imagem de angiotomografia mostrando vasos dilatados e serpiginosos na linha mediana junto à foice cerebral.

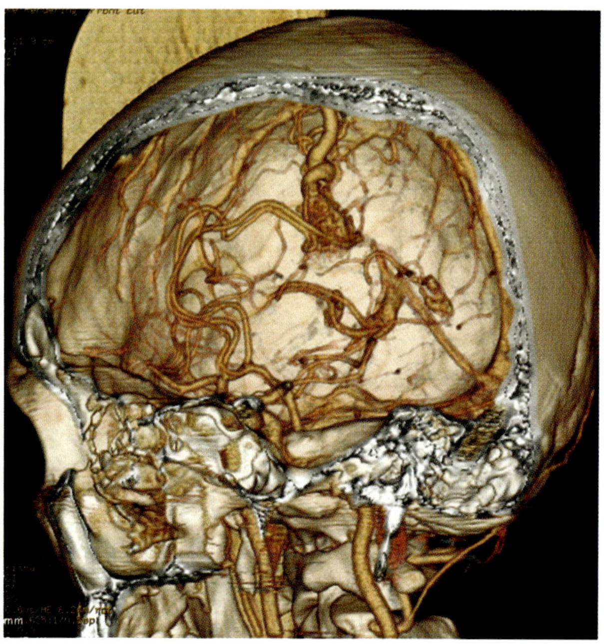

Fig. 3-3. Angiotomografia com reconstrução 3D com técnica *Volume Rendering* mostra a malformação arteriovenosa caracterizada por vasos dilatados e serpiginosos.

DIAGNÓSTICO

Malformação arteriovenosa.

DEFINIÇÃO DA DOENÇA

A malformação arteriovenosa (MAV) consiste em anormalidade congênita resultando em comunicação direta de sangue do lado arterial para o lado venoso, sem um leito capilar interposto. É caracterizada por vasos dilatados, tortuosos e enovelados.

ASPECTOS CLÍNICOS E LABORATORIAIS

Tem prevalência de 0,01% nos EUA, sendo comumente achado incidental. A maioria das MAVs são supratentoriais (80-93%), e cerca de 10% delas têm aneurisma associado.

Apresenta-se mais comumente como hemorragia (42-72% dos casos), mas também pode cursar com vertigem, cefaléia, déficit neurológico hemisférico progressivo e convulsão. A hemorragia tem um pico de incidência entre 20-40 anos.

O prognóstico para MAVs não-tratadas é de 2-4% de chance de sangramento por ano, com uma taxa de mortalidade associada de 10%. Apresenta 2-3% de chance anual de ressangramento, aumentando para 6% no ano seguinte ao primeiro sangramento e 25% no ano seguinte ao segundo episódio de sangramento.

A abordagem endovascular com embolização é uma terapia adjuvante para diminuir riscos de sangramento intra-operatórios. Há, também, a radiocirurgia (radioterapia dirigida ao *nidus* da MAV), vantajosa por ser uma técnica não-invasiva, contudo somente trata lesões menores que 3 cm de diâmetro.

ACHADOS DE IMAGEM

A tomografia de crânio é o exame de escolha na urgência, útil na avaliação de hemorragia e suas repercussões. A TC nas MAVs sem sangramento pode ser normal em lesões de pequenas dimensões, mas em MAVs de maiores dimensões podem ser observadas calcificações (25-30% dos casos), vasos dilatados iso ou hiperdensos com realce intenso. Atualmente, a angiotomografia é um exame rápido, acessível e menos invasivo que a angiografia digital. A angiografia digital é o exame definitivo, que pode ser tanto diagnóstico quanto terapêutico. Pode, ainda, ser utilizada a ressonância magnética, que mostra múltiplas imagens com ausência de sinal serpiginosas e dilatadas, podendo ou não ser detectado componente hemorrágico. A angiorressonância magnética pode ser utilizada para demonstrar a MAV.

DIAGNÓSTICO DIFERENCIAL

No diagnóstico diferencial dos pacientes com MAV sem sangramento deve ser incluída a fístula dural.

Nos pacientes com sangramento por MAV, as outras causas de hemorragia intracraniana devem ser consideradas no diagnóstico diferencial, como tumores (especialmente o glioblastoma multiforme) e angiomas cavernosos.

LEITURAS RECOMENDADAS

Friedlander RB. Arteriovenous malformation of the brain. *N Engl J Med* 2007;356:2704-12.

Rigamonti D, Spetzler RF, Medina M, *et al.* Cerebral venous malformations. *J Neurosurg* 1990 Oct;73(4):560-4.

Smith ML, Sinson GP. Intracranial arteriovenous malformation. Disponível em: *www.emedicine.com.*

Leandro Hideki Otani

QUADRO CLÍNICO

Paciente do sexo masculino, 50 anos, vítima de atropelamento há 2 horas, trazido pelo resgate com um quadro de cefaléia de grande intensidade. No exame físico, foi observado discreto rebaixamento do nível de consciência (GCS: 14).

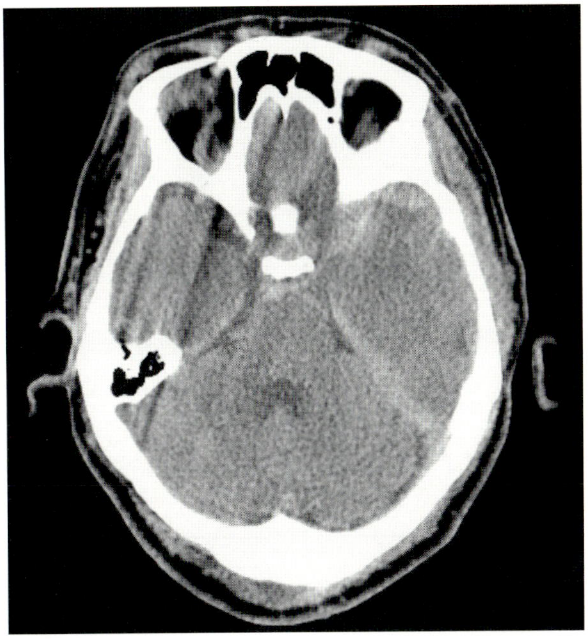

Fig. 4-1. Tomografia computadorizada sem contraste.

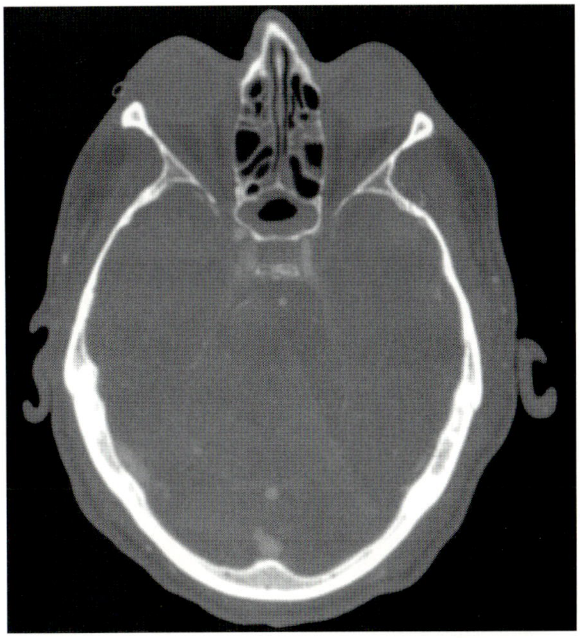

Fig. 4-2. Angiotomografia computadorizada – Janela óssea.

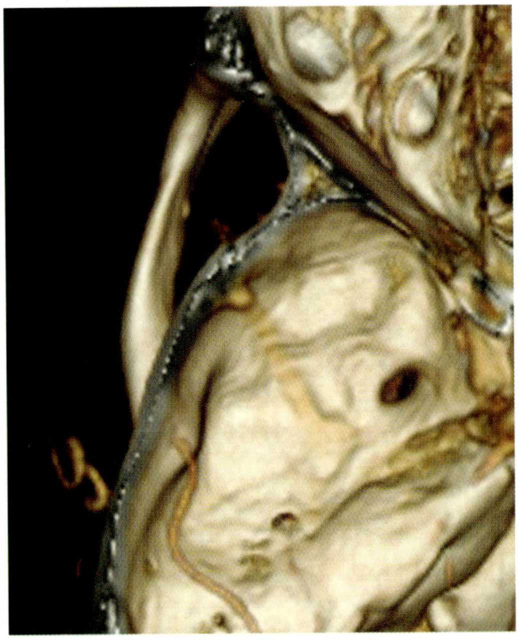

Fig. 4-3. Angiotomografia computadorizada – Reconstrução 3D com técnica *Volume Rendering* – Vista caudocranial.

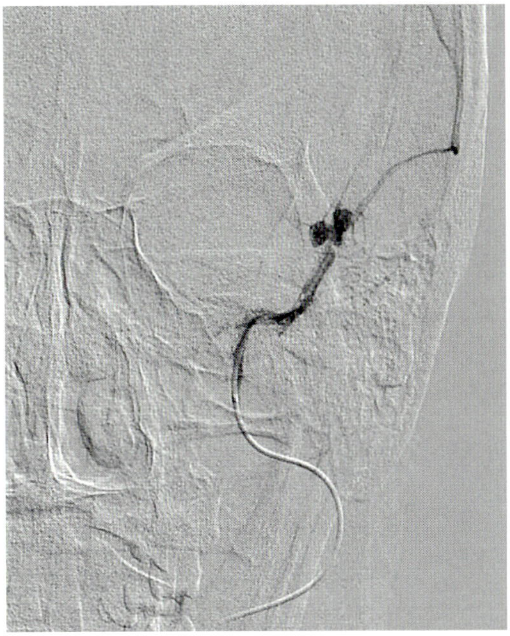

Fig. 4-4. Arteriografia digital.

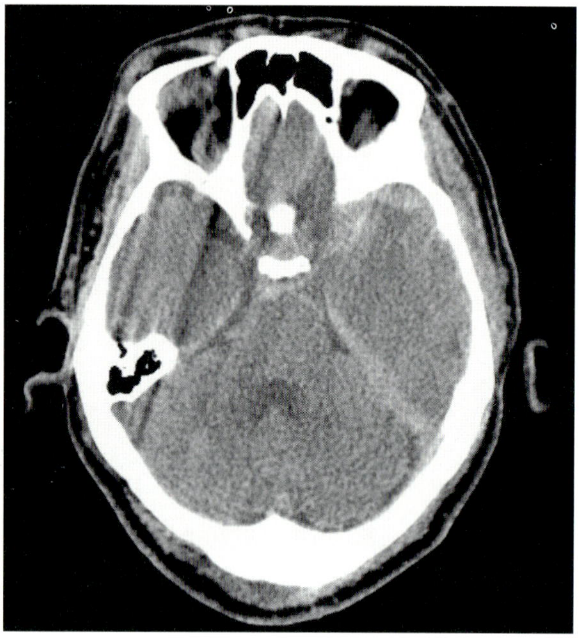

Fig. 4-1. Imagem axial de TC mostra coleção hiperatenuante extradural temporal anterior e discreta hiperatenuação da tenda do cerebelo à esquerda.

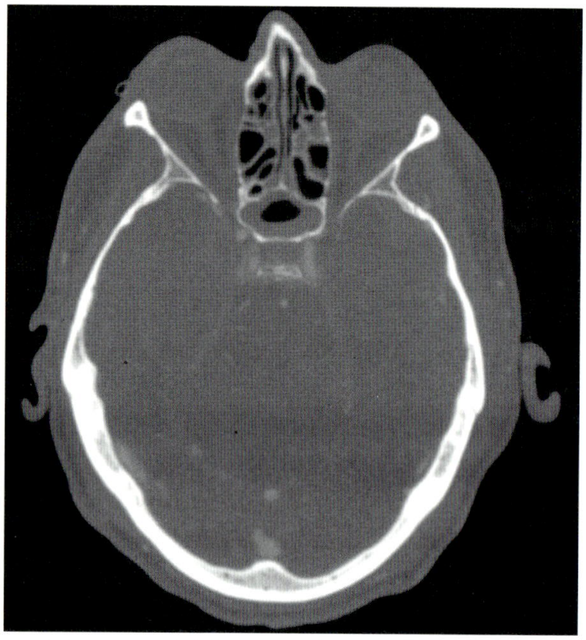

Fig. 4-2. Imagem axial de TC com janela óssea não demonstra fraturas.

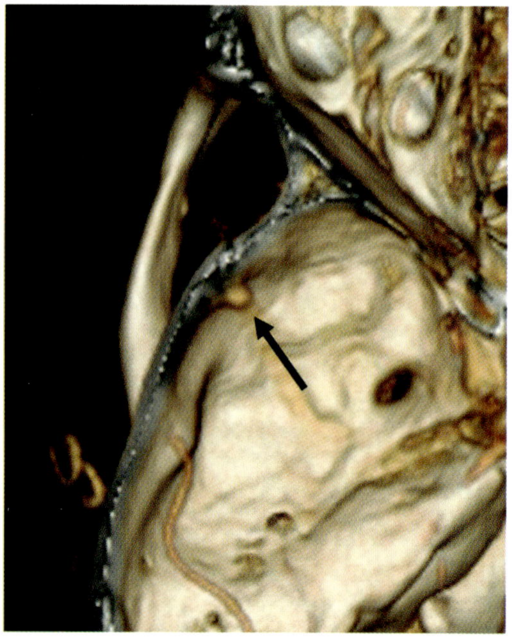

Fig. 4-3. Na reconstrução 3D, observa-se dilatação vascular junto à calota craniana à esquerda (seta).

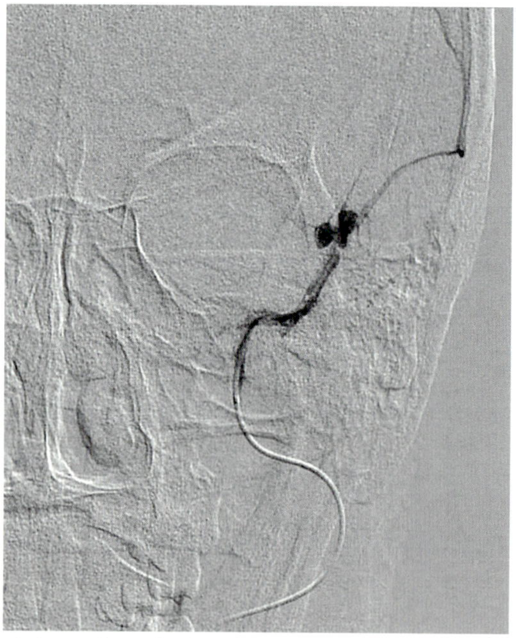

Fig. 4-4. A arteriografia digital mostra a dilatação aneurismática da artéria meníngea média correspondendo a pseudo-aneurisma.

DIAGNÓSTICO

Pseudo-aneurisma traumático da artéria meníngea média.

DEFINIÇÃO DA DOENÇA

Os pseudo-aneurismas traumáticos da artéria meníngea média são eventos raros, com cerca de 40 casos relatados desde a sua primeira descrição (1957).

ASPECTOS ANATOMOPATOLÓGICOS

O mecanismo envolvido para o surgimento de tal lesão é uma lesão traumática insuficiente para provocar laceração completa do vaso, formando, assim, o pseudo-aneurisma. A complicação mais freqüentemente associada é a ruptura tardia, que ocorre na maioria dos casos de 1 a 30 dias após o trauma.

ASPECTOS CLÍNICOS E LABORATORIAIS

Aproximadamente 92% dos casos de pseudo-aneurismas estão associados à fratura. Sua apresentação clínica inicial mais comum é o hematoma extradural (58%). Infelizmente, seu prognóstico é ruim, com cerca de 20% de mortalidade.

ACHADOS DE IMAGEM

A maior contribuição da angiotomografia, nesses casos, é a mudança de conduta. A identificação do pseudo-aneurisma como achado incidental em um paciente estável possibilita o tratamento endovascular. Após o sangramento, o manejo minimamente invasivo é proscrito, sendo indicada a excisão cirúrgica do pseudo-aneurisma.

LEITURAS RECOMENDADAS

Bozzetto-Ambrosi P, Andrade G, Azevedo-Filho H. Traumatic pseudoaneurysm of the middle meningeal artery and cerebral intraparenchymal hematoma: case report. *Surgical Neurology* 2006;S3:29-S3:32.

Bruneau M, Gustin T, Zehnini K. Traumatic false aneurysm of the middle meningeal artery causing an intracerebral hemorrhage: case report and literature review. *Surgical Neurology* 2002;57:174-178.

Srinivasan A, Lesiuk H, Goyal M. Spontaneous resolution of posttraumatic meningeal artery pseudoaneurysm. *American Journal of Neuroradiology* 2006;27:882-883.

INRAD

Cabeça e Pescoço

Tahan Rivas Tirapani

QUADRO CLÍNICO

Paciente do sexo masculino, 37 anos, com queixa de perda auditiva à esquerda há 3 meses, iniciada após acidente automobilístico.

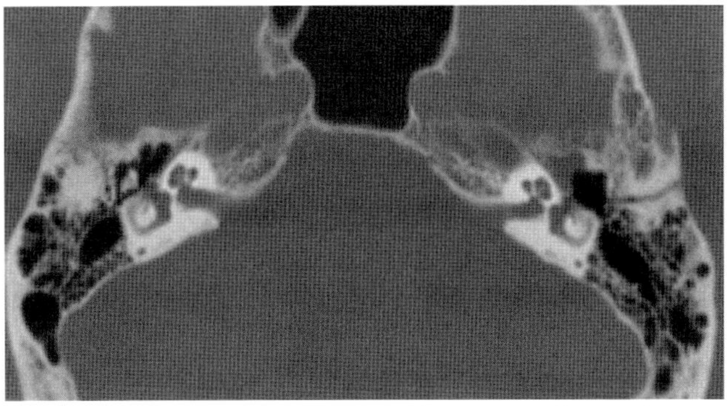

Fig. 5-1. Tomografia computadorizada corte axial – Janela óssea.

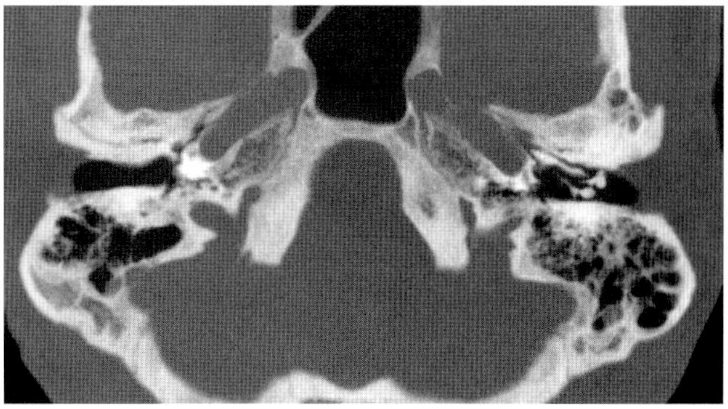

Fig. 5-2. Tomografia computadorizada corte axial – Janela óssea.

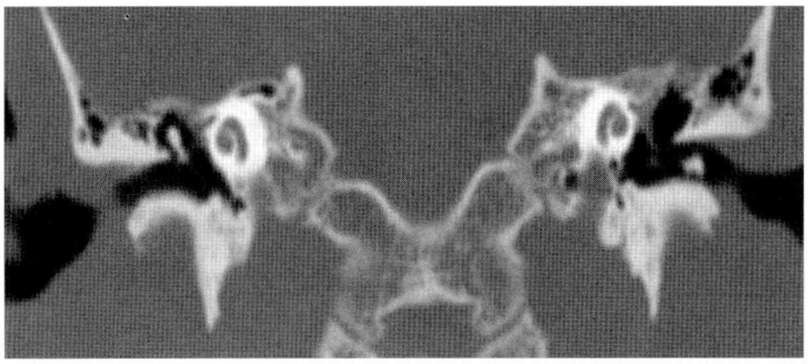

Fig. 5-3. Tomografia computadorizada reconstrução coronal – Janela óssea.

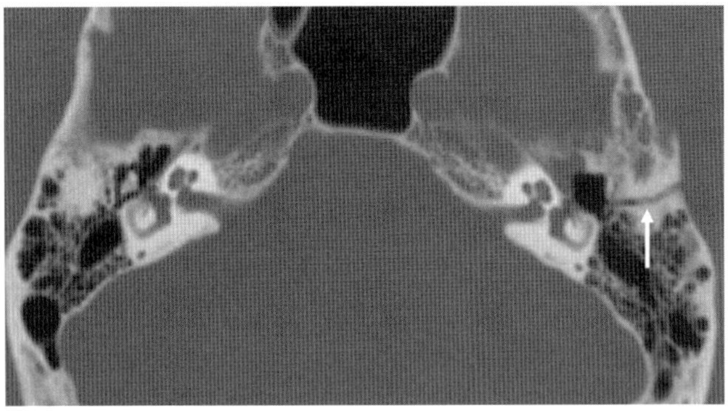

Fig. 5-1. Tomografia computadorizada corte axial – Janela óssea. Observe o traço de fratura (seta).

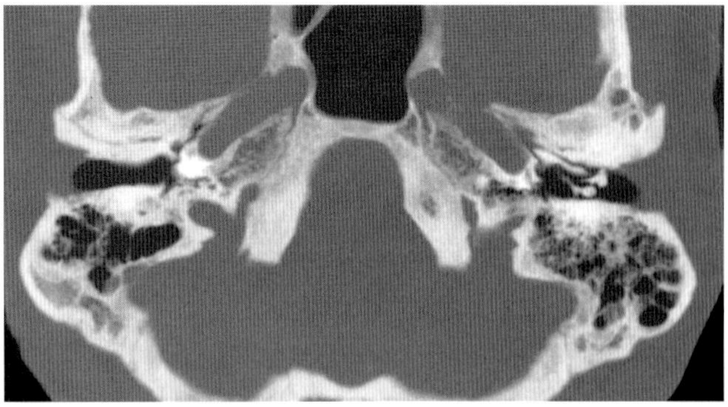

Fig. 5-2. Tomografia computadorizada corte axial – Janela óssea – MIP. Observe a desarticulação do martelo e da bigorna, com luxação desses ossículos para o interior do conduto auditivo externo, onde também se observa outro traço de fratura, na sua parede anterior.

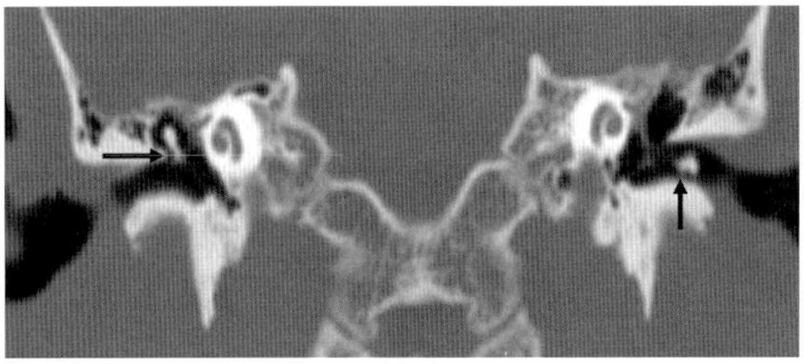

Fig. 5-3. Tomografia computadorizada reconstrução coronal – Janela óssea. Observe que a bigorna está luxada ínfero-lateralmente no interior do conduto auditivo externo esquerdo. Compare com o lado normal contralateral (setas).

DIAGNÓSTICO

Fratura longitudinal do osso temporal esquerdo com desarticulação incudomalear com luxação do martelo e da bigorna para o interior do conduto auditivo externo.

ASPECTOS CLÍNICOS E LABORATORIAIS

As fraturas do osso temporal podem ser classificadas quanto à direção do traço de fratura com relação ao eixo longo do temporal em longitudinais, transversais, oblíquas e mistas, sendo a primeira a mais freqüente, totalizando cerca de 86% dos casos.

Há algumas particularidades quanto às complicações esperadas em cada tipo de fratura, sendo que, nas longitudinais, se observa uma alta incidência de perda auditiva condutiva secundária à lesão ossicular e, nas transversais, um maior envolvimento do conduto auditivo interno, da orelha interna e do canal do nervo facial, com alta incidência de lesão nervosa, além de maior incidência de complicações em geral.

Dentre as complicações mais freqüentes relacionadas com o trauma, encontram-se lesão do VII nervo craniano, principalmente na fossa do seu gânglio geniculado; otorréia liquórica, fortemente associada à lesão do tégmen do tímpano; vertigem, esta geralmente temporária, relacionada com a concussão labiríntica; perda auditiva, do tipo condutiva, secundária a hemotímpano, lesão da membrana timpânica ou desarticulação da cadeia ossicular (como no caso apresentado) ou do tipo neurossensorial, decorrente de transecção do nervo coclear ou de lesão do labirinto ósseo. Lesões vasculares devem ser ativamente suspeitadas e procuradas, sobretudo quando o traço de fratura cruza estruturas vasculares.

Quanto à desarticulação da cadeia ossicular, os locais mais comumente observados são: articulação incudoestapedial (mais comum), incudomalear e deslocamento completo da bigorna. A bigorna é o ossículo mais suscetível a luxação em razão da sua menor fixação ao martelo e ao estribo.

ACHADOS DE IMAGEM

A tomografia computadorizada é o método de imagem de escolha nos traumas do osso temporal, pois permite a avaliação detalhada das estruturas ósseas, bem como fraturas, alterações da cadeia ossicular e do labirinto, canal do nervo facial, além das estruturas vasculares. Nesse caso, a TC evidenciou a fratura longitudinal com disjunção da articulação incudomalear e deslocamento do martelo e da bigorna para o interior do conduto auditivo externo.

A tomografia computadorizada com múltiplos detectores permitiu um grande avanço na avaliação das estruturas da orelha média e interna nos pacientes com traumas craniofasciais graves, visto que possibilita rápida aquisição das imagens e reconstruções nos planos coronal e sagital a partir das imagens adquiridas muitas vezes em planos oblíquos.

LEITURAS RECOMENDADAS

Swartz JD, Curtin HD. Temporal bone: trauma. In: Som PM, Curtin HD. *Head and neck imaging*. 3rd ed. St. Louis, 2002. p. 1230-1244.

Valvassori GE. Imaging of the temporal bone. In: Mafee M, Valvassori GE, Becker M. *Imaging of head and neck*. 2nd ed. New York: Thieme: 54-61.

QUADRO CLÍNICO

Paciente de 50 anos, sexo feminino. Vertigem associada a zumbido à direita há 4 meses. Nega trauma ou otite.

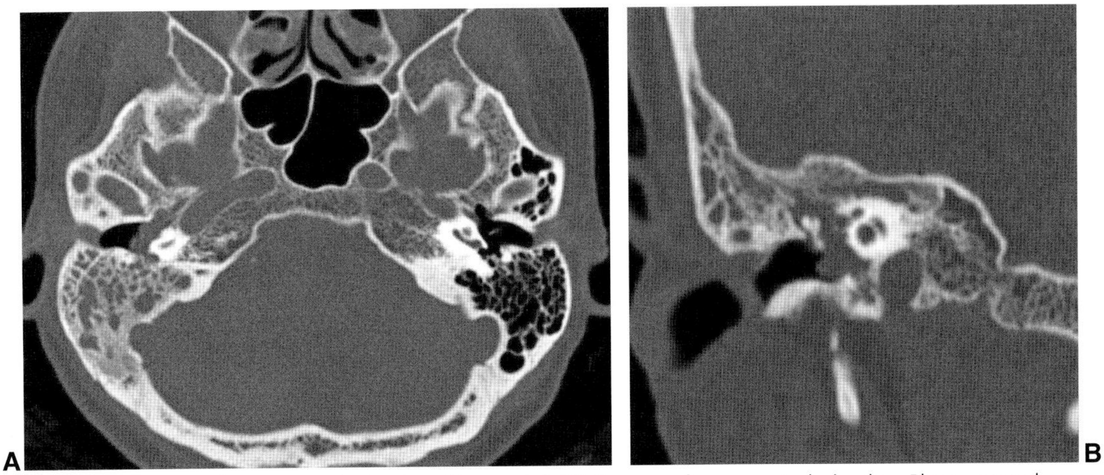

Fig. 6-1. (**A**) Tomografia computadorizada – Plano axial. (**B**) Tomografia computadorizada – Plano coronal.

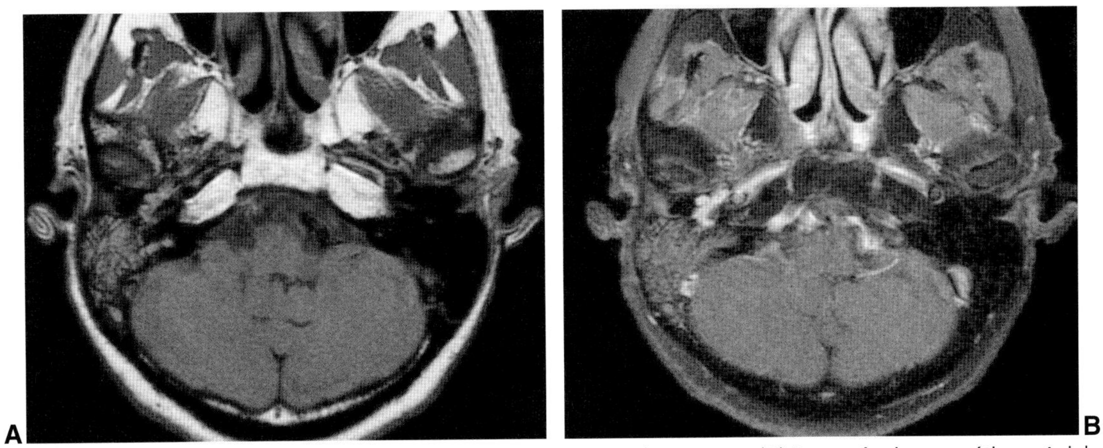

Fig. 6-2. (**A**) Ressonância magnética – Axial ponderada em T1 pré-contraste. (**B**) Ressonância magnética – Axial ponderada em T1 pós-contraste.

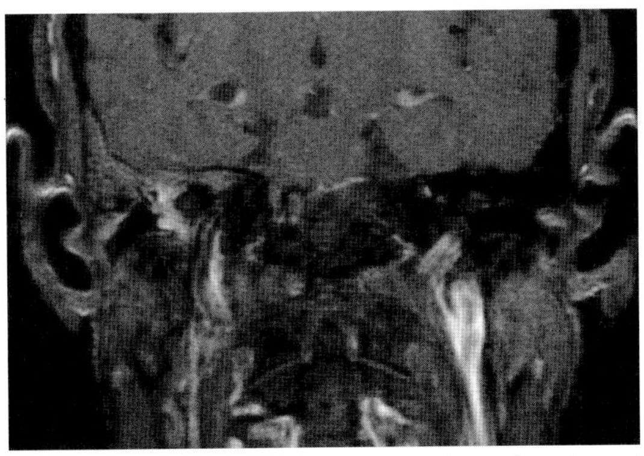

Fig. 6-3. Ressonância magnética – Coronal ponderada em T1 pós-contraste.

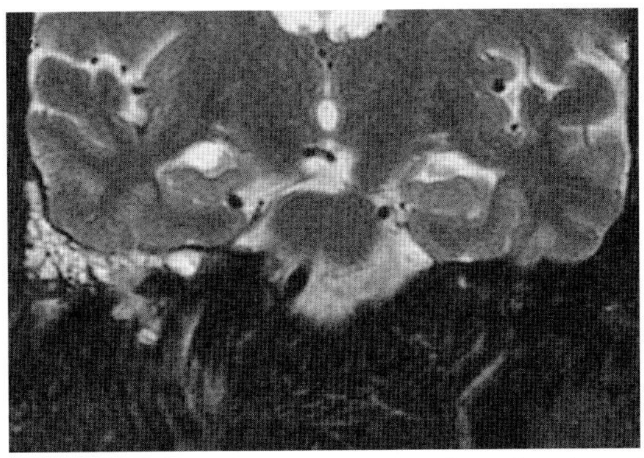

Fig. 6-4. Ressonância magnética – Coronal ponderada em T2.

CASO 6

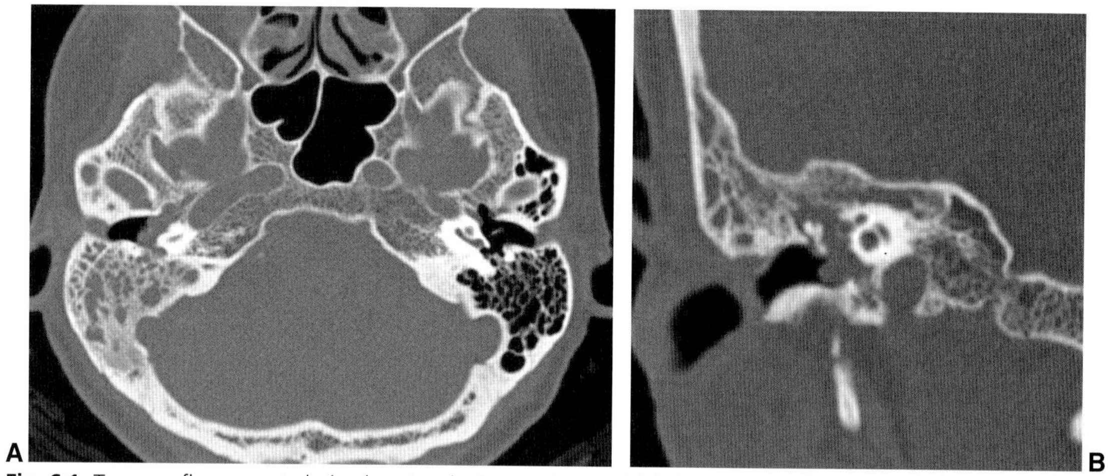

Fig. 6-1. Tomografia computadorizada – Janela óssea, plano axial (A) e plano coronal (B). Lesão na caixa timpânica direita abaulando a membrana timpânica com velamento de células de mastóide.

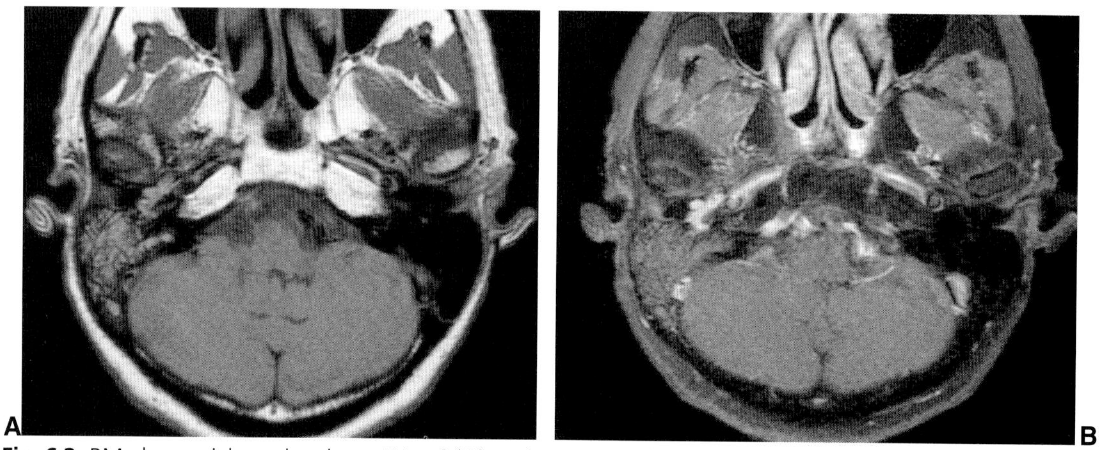

Fig. 6-2. RM plano axial ponderada em T1 pré (A) e pós-contraste (B) – Lesão com intenso realce pós-contraste ocupando a caixa timpânica com base no promontório.

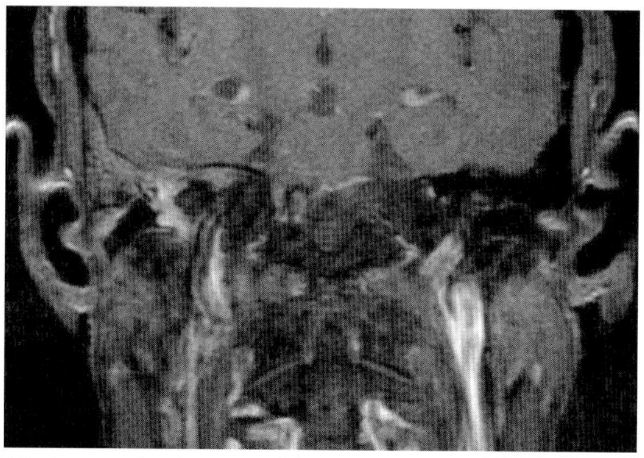

Fig. 6-3. Ressonância magnética – Coronal ponderada em T1 pós-contraste. Lesão sólida hipervascularizada abaulando a membrana timpânica.

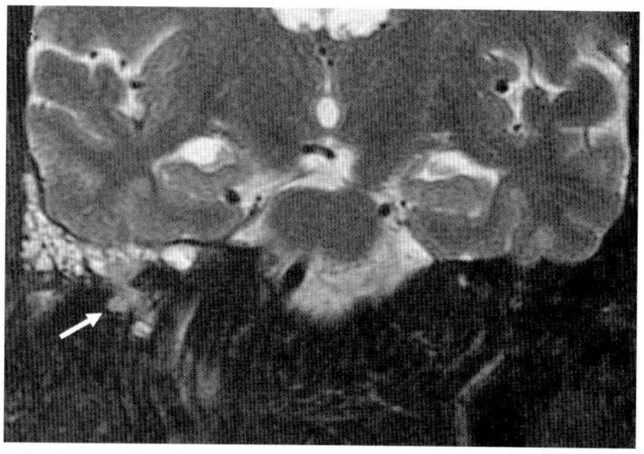

Fig. 6-4. Ressonância magnética – Coronal ponderada em T2. Lesão de contornos bocelados (seta) na caixa timpânica direita associada a preenchimento das células da mastóide por líquido com alto sinal em T2.

DIAGNÓSTICO

Paraganglioma timpânico.

DEFINIÇÃO DA DOENÇA

O paraganglioma timpânico é uma lesão benigna, de crescimento lento, também conhecida como glômus ou quemodectoma, sendo o tumor primário mais comum da orelha média.

ASPECTOS ANATOMOPATOLÓGICOS

O paraganglioma timpânico desenvolve-se a partir dos corpos glômicos que se localizam ao longo do nervo timpânico (Jacobson) na orelha média. Os paragangliomas também são encontrados em outros sítios, incluindo a bifurcação carotídea, o nervo vago e o forame jugular.

ASPECTOS CLÍNICOS E LABORATORIAIS

Há uma relação de cerca de 3,5:1 entre mulheres: homens acometidos pela doença, sendo 52 anos a idade média de aparecimento dos sintomas, que são, freqüentemente, o zumbido pulsátil e a hipoacusia. Pode haver hipoacusia condutiva caso o tumor se estenda para a orelha média, destruindo a cadeia ossicular, e paralisia facial, se houver infiltração do canal de Falópio. As lesões maiores podem surgir como um pólipo no conduto auditivo externo que sangra profusamente à manipulação, já que se trata de um tumor hipervascularizado. À otoscopia, geralmente se observa uma massa de coloração vinhosa na orelha média. O prognóstico do paciente com paraganglioma timpânico é excelente, sendo a excisão cirúrgica a modalidade terapêutica mais freqüentemente empregada. Em geral, a cirurgia se limita a orelha média, mas, quando o tumor se estende ao adito e à mastóide, um acesso transmastóideo pode ser indicado. Outras modalidades terapêuticas, como a radioterapia, podem ser eventualmente empregadas.

ACHADOS DE IMAGEM

Dentre os diagnósticos diferenciais para uma massa pulsátil na orelha média, podem-se incluir o glômus timpânico, o bulbo jugular alto e deiscente, a artéria carótida aberrante, o aneurisma da artéria carótida interna e as malformações arteriovenosas. Os achados de imagem são muito bem evidenciados por tomografia computadorizada (TC) e ressonância magnética (RM), observando-se uma massa de partes moles hipervascularizada preenchendo a caixa timpânica com base no promontório. Enquanto a TC se mostra superior para a detecção de erosões ósseas associadas, a RM é mais sensível para a delimitação precisa dos limites da lesão e sua diferenciação com secreção.

LEITURAS RECOMENDADAS

Harnsberger R. *Diagnostic imaging: head and neck*. 1st ed. USA: Amirsys, 2004. p. 82-85.

Maya MM, Lo WWM, Kovanlikaya I. Temporal bone tumors and cerebellopontine angle lesions. In: Som PM, Curtin HD. *Head and neck imaging*. 3rd ed. St. Louis: Mosby, 2003. p. 1275-1360.

Neto ME, Vuono IM, Souza LR, Testa JR, Pizarro GU, *et al.* Tympanic paragangliomas: case reports. *Rev Bras Otorrinolaringol* (Engl Ed) 2005 Jan-Feb;71(1):97-100.

CASO 7

Alexandre Castilho Valim

QUADRO CLÍNICO

Paciente de 46 anos, do sexo masculino, procurou o pronto-socorro com queixa de proptose e dor ocular à direita, há cerca de 1 mês.

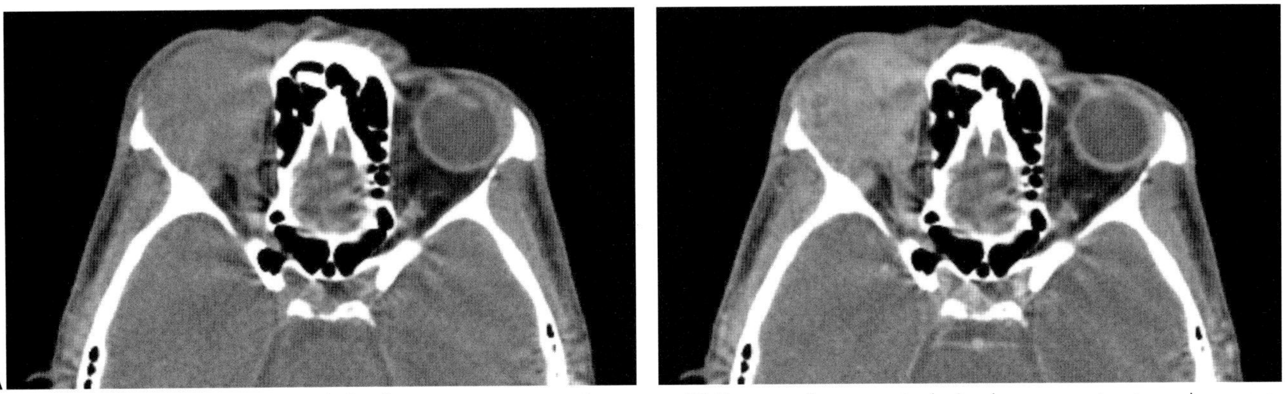

A B

Fig. 7-1. (**A**) Tomografia computadorizada sem contraste endovenoso. (**B**) Tomografia computadorizada com contraste endovenoso.

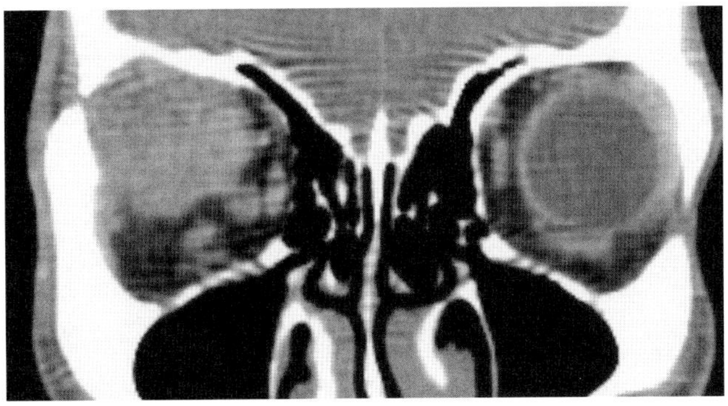

Fig. 7-2. Tomografia computadorizada com contraste endovenoso – Reconstrução coronal.

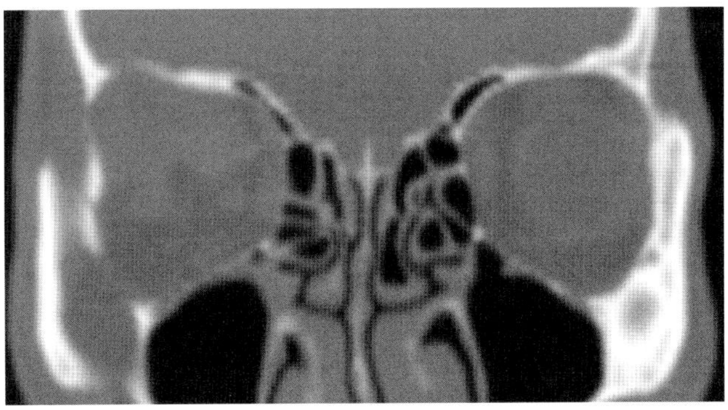

Fig. 7-3. Tomografia computadorizada com contraste endovenoso – Janela óssea.

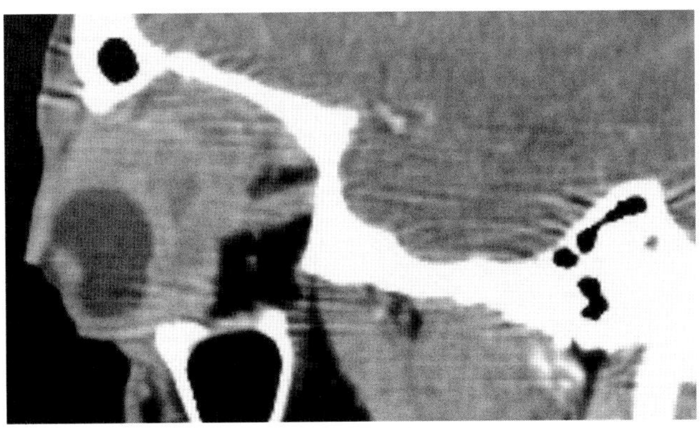

Fig. 7-4. Tomografia computadorizada com contraste endovenoso – Reconstrução sagital.

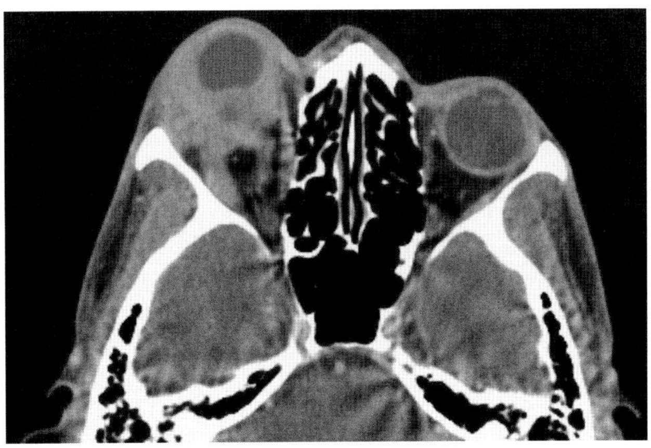

Fig. 7-5. Tomografia computadorizada com contraste endovenoso – Plano axial.

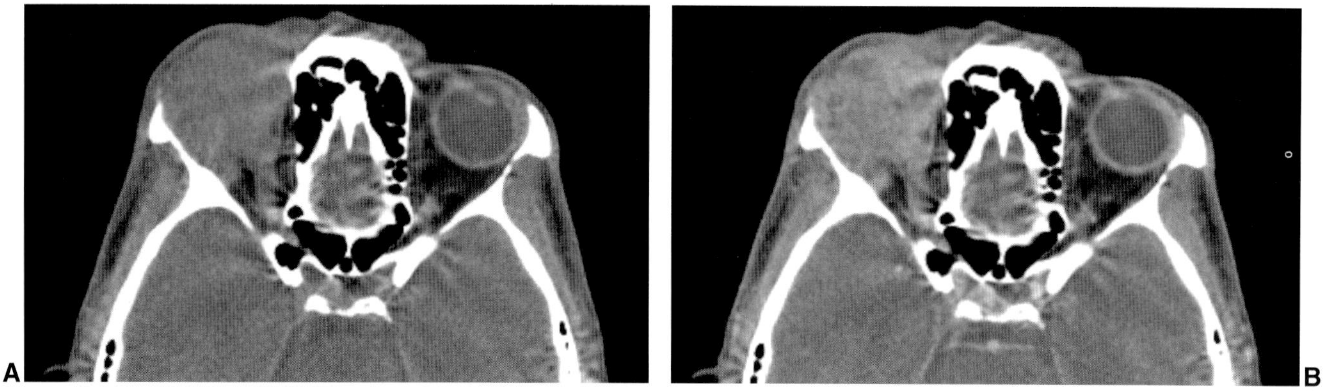

Fig. 7-1. Tomografia computadorizada – Plano axial. Pré (A) e pós-contraste (B) – Massa sólida extraconal infiltrando a glândula lacrimal direita e acometendo os músculos reto lateral e superior, deslocando o globo ocular inferiormente.

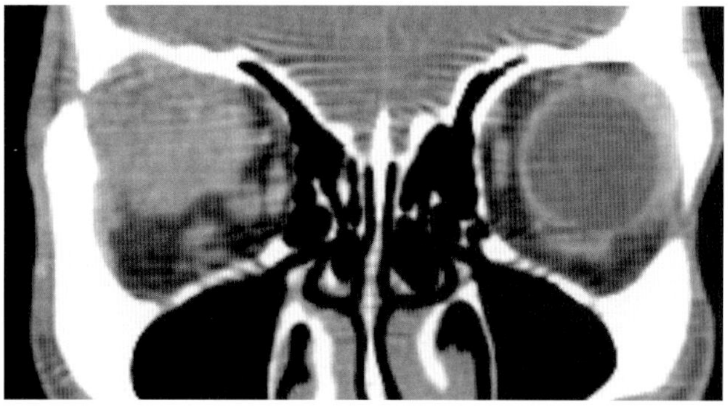

Fig. 7-2. Tomografia computadorizada com contraste endovenoso – Reconstrução coronal. Lesão sólida na glândula lacrimal direita.

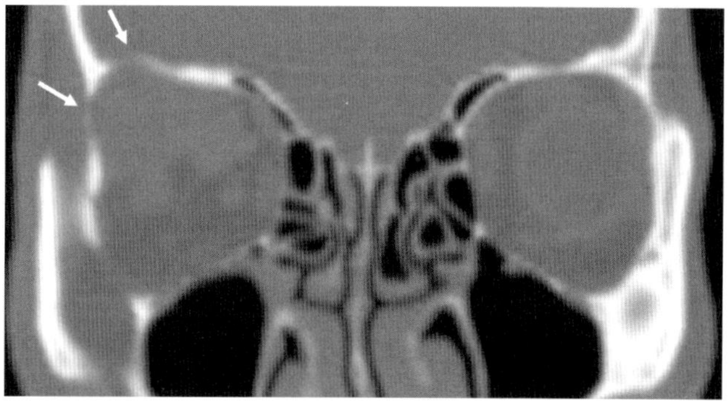

Fig. 7-3. Tomografia computadorizada com contraste endovenoso – Janela óssea. Observe que a lesão provoca remodelagem e erosão óssea (setas).

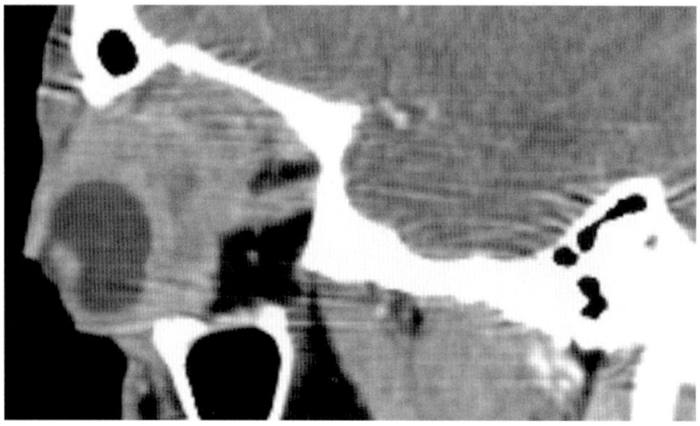

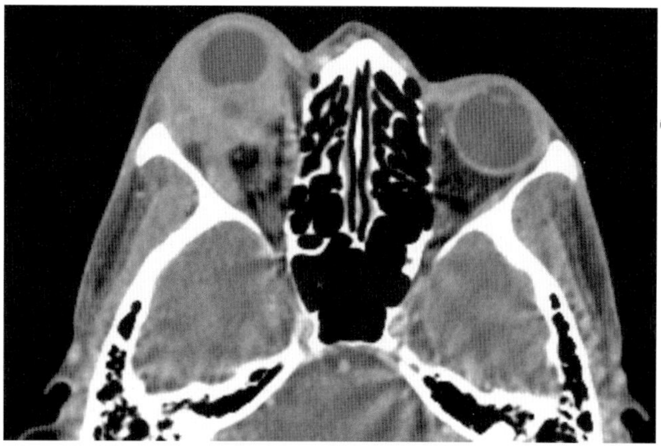

Figs. 7-4 e 7-5. Tomografia computadorizada com contraste endovenoso – Reconstrução sagital e plano axial. Observe o aspecto infiltrativo da lesão com extensão intraconal, infiltrando a musculatura extrínseca e o globo ocular.

DIAGNÓSTICO

Adenocarcinoma de glândula lacrimal.

DEFINIÇÃO DA DOENÇA

Adenocarcinoma da glândula lacrimal é um tumor epitelial que pode ser primário ou secundário à transformação maligna de um tumor misto benigno, situação na qual recebe o nome de adenocarcinoma pleomórfico.

ASPECTOS ANATOMOPATOLÓGICOS

Os tumores de glândula lacrimal podem dividir-se em tumores epiteliais primários da glândula e tumores não-epiteliais, sendo que cada um dos tipos responde por cerca de metade dos casos. Dentre os tumores epiteliais, os 3 tipos histológicos mais freqüentes são o tumor misto benigno (classicamente conhecido como adenoma pleomórfico), o carcinoma adenóide cístico e o adenocarcinoma.

ASPECTOS CLÍNICOS E LABORATORIAIS

O carcinoma adenóide cístico e o adenocarcinoma são indistinguíveis dos pontos de vista clínico e radiológico, sendo que o diagnóstico de certeza da lesão é feito pelo estudo histopatológico.

Clinicamente, manifestam-se com uma proptose dolorosa e rapidamente progressiva, de evolução em poucos meses, bem como com redução da acuidade visual e restrição da motilidade ocular. Sintomas neurológicos também podem surgir por causa da extensão locorregional do tumor, sendo a invasão perineural uma via de disseminação comum.

O prognóstico dos pacientes com adenocarcinoma ou carcinoma adenóide cístico é sombrio, em razão da alta taxa de recorrências locais, da extensão intracraniana ou do surgimento de metástases a distância.

ACHADOS DE IMAGEM

Os achados radiológicos típicos são de uma massa sólida mal delimitada na fossa lacrimal, que se estende e engloba estruturas adjacentes, freqüentemente atingindo o espaço intraconal. A extensão tumoral geralmente ocorre posteriormente, em direção ao ápice da órbita, uma vez que todos os tumores epiteliais apresentam predileção pelo lobo orbitário (posterior) da glândula lacrimal. A tomografia computadorizada costuma evidenciar invasão e destruição óssea, além da presença de calcificações intra-tumorais. A ressonância magnética apresenta achados variáveis, sendo mais comum apresentar-se como lesão com hipossinal em T1 e hipersinal em T2. O realce pelo meio de contraste é intenso.

LEITURAS RECOMENDADAS

Mafee MF, Edward DP, Koeller KK, Dorodi S. Lacrimal gland tumors and simulating lesions: clinicopathologic and MR imaging features. *Radiol Clin North Am* 1999 Jan;37(1):219-39.

Shields JA, Shields CL, Epstein JA, Scartozzi R, Eagle RC Jr. Review: primary epithelial malignancies of the lacrimal gland: the 2003 Ramon L. Font lecture. *Ophthal Plast Reconstr Surg* 2004 Jan;20(1):10-21.

Warner MA, Weber AL, Jakobiec FA. Benign and malignant tumors of the orbital cavity including the lacrimal gland. *Neuroimaging Clin N Am* 1996 Feb;6(1):123-42.

INRAD

Tórax

Luciana Cristina Pasquini Raiza

QUADRO CLÍNICO

Paciente de 40 anos, sexo masculino, apresentando sinusites de repetição e episódios de epistaxe nasal há 2 meses, hematúria e hiperemia conjuntival há 2 dias. Evoluiu com dispnéia de início súbito, acompanhada de hemoptise.

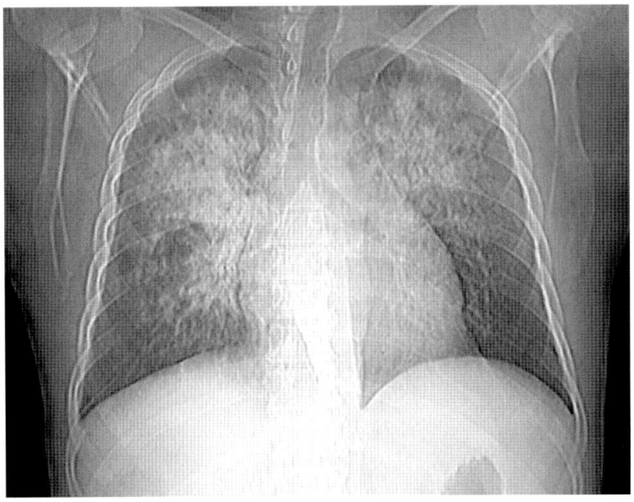

Fig. 8-1. Radiografia digital de tórax.

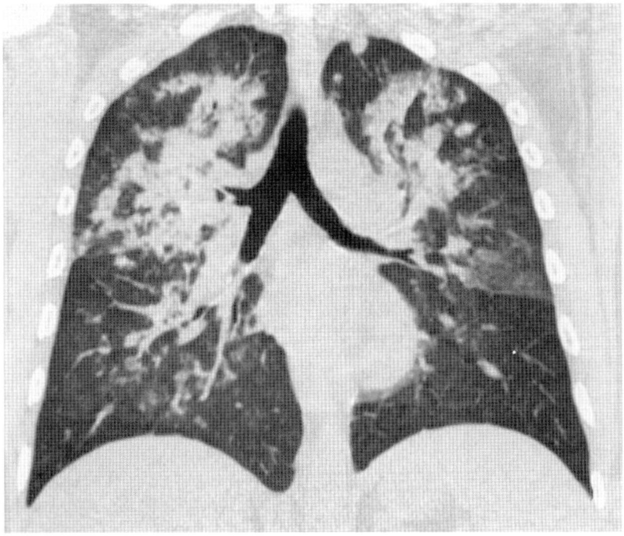

Fig. 8-2. Tomografia computadorizada – Reconstrução coronal com janela pulmonar.

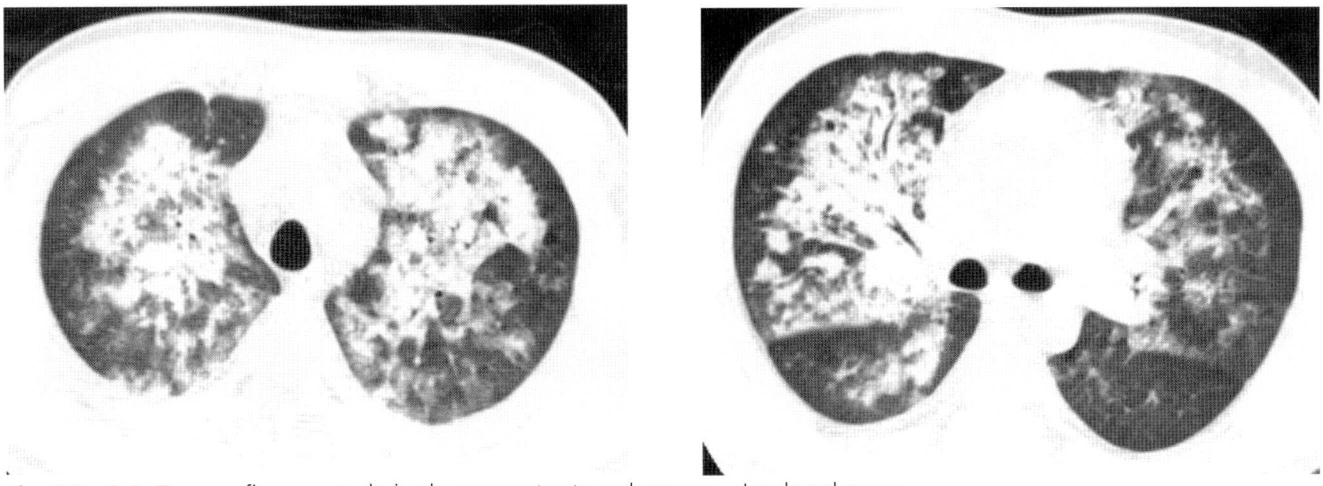

Fig. 8-3 e 8-4. Tomografia computadorizada sem contraste endovenoso – Janela pulmonar.

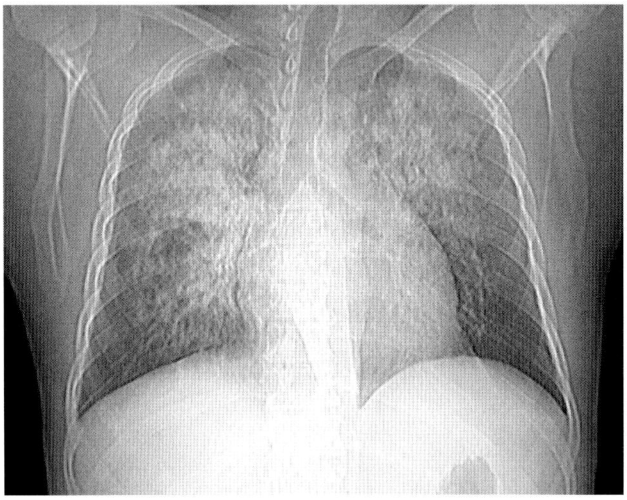

Fig. 8-1. Radiografia digital de tórax demonstra consolidação alveolar de distribuição simétrica e predomínio medular.

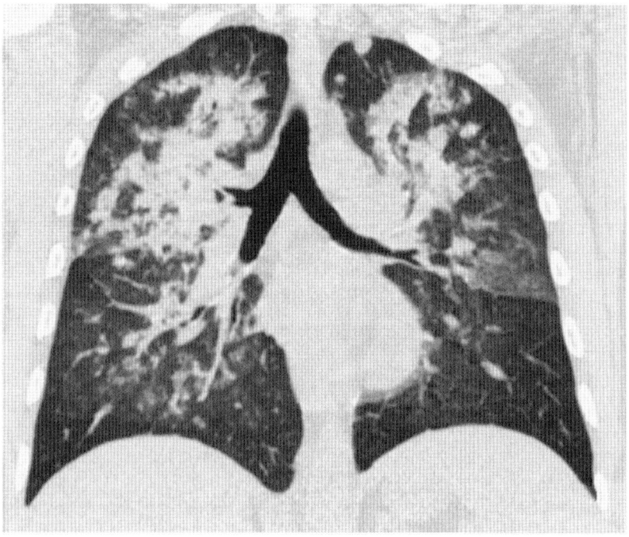

Fig. 8-2. Tomografia computadorizada – Reconstrução coronal com janela pulmonar demonstra focos de consolidação alveolar e de opacidades em vidro fosco, de distribuição simétrica e predomínio medular e nos campos superiores.

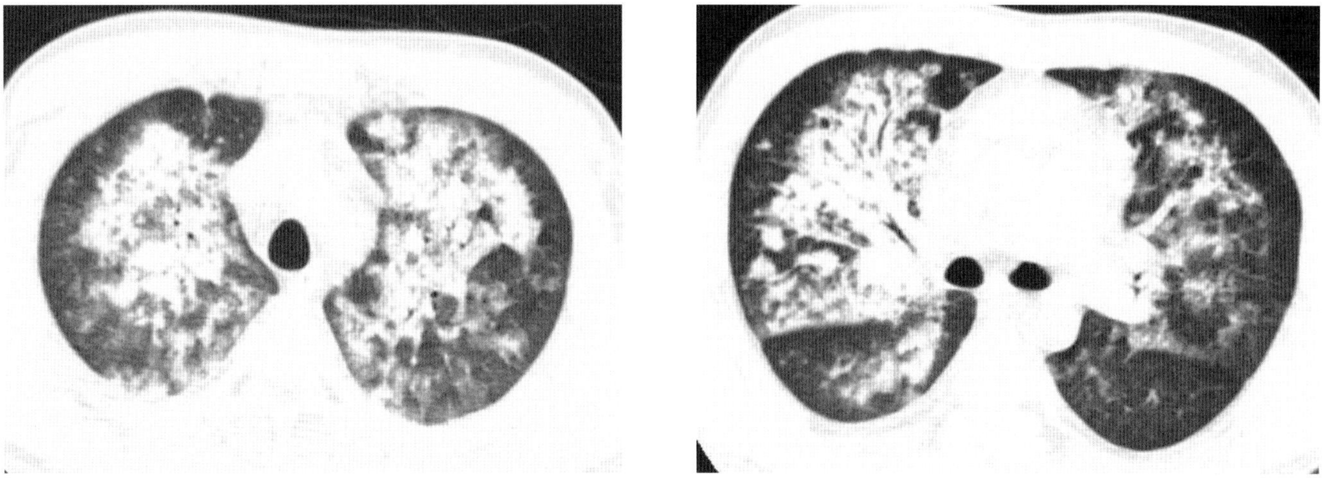

Figs. 8-3 e 8-4. Tomografia computadorizada – Cortes axiais com janela pulmonar demonstram focos de consolidação alveolar e opacidades em vidro fosco, de distribuição simétrica e localização predominantemente medular.

DIAGNÓSTICO

Hemorragia alveolar (secundária à granulomatose de Wegener).

DEFINIÇÃO DA DOENÇA

Hemorragia alveolar corresponde ao extravasamento de hemácias e hemoproteínas para o espaço alveolar, geralmente decorrente do depósito de imunocomplexos na membrana basal.

ASPECTOS CLÍNICOS E LABORATORIAIS

Hemorragia alveolar caracteriza-se clinicamente pela tríade: *hemoptise, dispnéia e anemia*. A hemoptise é um sintoma freqüente, mas não é obrigatório e sua ausência não exclui o diagnóstico. A anemia geralmente tem início súbito, e a taxa de hemoglobina apresenta uma queda, em média, de 2,0 a 4,0 mg/dL. Outros sintomas menos freqüentes são tosse, dor pleurítica e insuficiência respiratória.

O lavado broncoalveolar pode evidenciar macrófagos com depósitos de hemossiderina confirmando o diagnóstico de hemorragia alveolar; no entanto, surgem após 48 horas do evento, e a broncoscopia pode agravar a insuficiência respiratória na fase aguda.

Dentre as principais causas de hemorragia alveolar estão a síndrome de Goodpasture, a granulomatose de Wegener, as colagenoses, as coagulopatias congênitas ou adquiridas, a leucemia aguda, a estenose mitral, a insuficiência renal, as infecções necrotizantes (por *Pseudomonas sp.* ou aspergilose) e as drogas (penicilamina). Quando não há causas relacionadas é denominada de hemossiderose pulmonar idiopática.

Na granulomatose de Wegener, a hemorragia alveolar é manifestação incomum, acometendo cerca de 12 a 15% dos pacientes. Raramente, é manifestação inicial da doença. Em geral, está associada à sinusopatia e à glomerulonefrite. A hemorragia alveolar quando ocorre em pacientes com granulomatose de Wegener está associada a um pior prognóstico com taxa de mortalidade de 31%.

ACHADOS DE IMAGEM

O padrão em vidro fosco e focos de consolidação alveolar, com distribuição difusa e simétrica, de predomínio peri-hilar, é inespecífico, porém quando associado a dispnéia, hemoptise e anemia torna obrigatório considerar o diagnóstico de hemorragia alveolar.

LEITURAS RECOMENDADAS

Leatherman JW. Immune alveolar hemorrhage. *Chest* 1987;91:891-897.

Specks U. Diffuse alveolar hemorrhage syndromes. *Curr Opin Rheumatol* 2001;13:12-17.

Minhas Anotações

Daniel Alvarenga

QUADRO CLÍNICO

Paciente de 54 anos, sexo feminino, natural e procedente de São Paulo. Previamente hígida, iniciou quadro de tosse seca sendo tratada como episódio asmático há 1 mês. Após 1 semana, passou a apresentar dispnéia e edema dos membros inferiores.

ANTECEDENTE PESSOAL

Nega exposição ocupacional, tabagismo ou patologias pregressas.

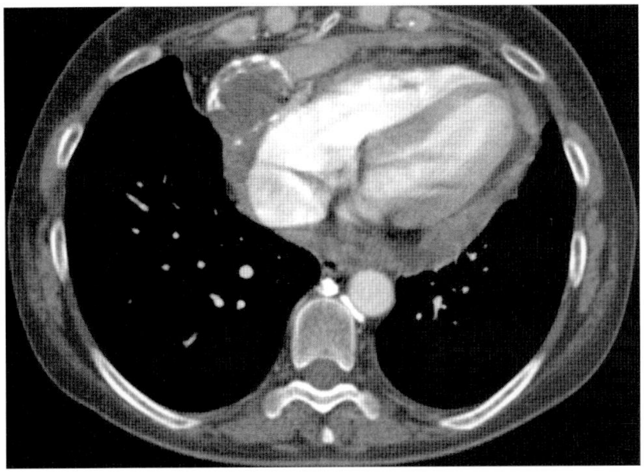

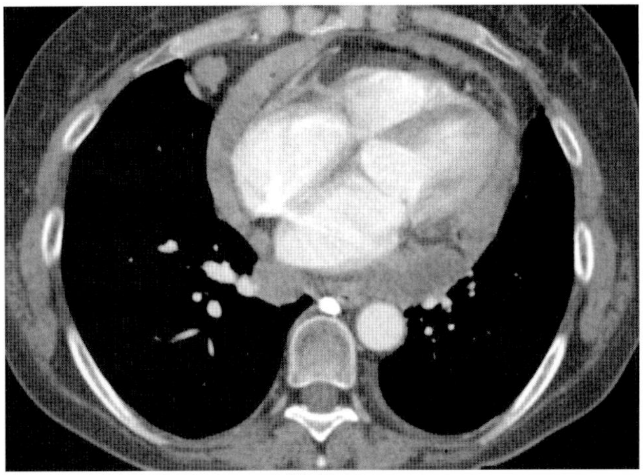

Figs. 9-1 e 9-2. Tomografia computadorizada com contraste endovenoso.

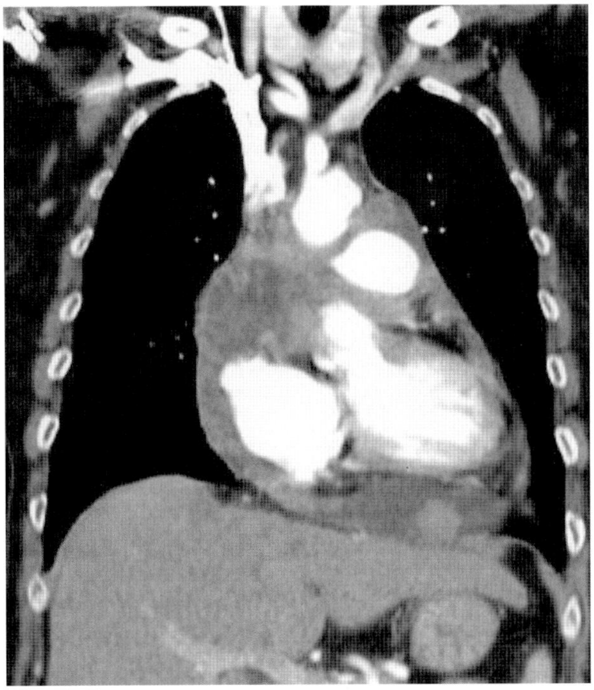

Fig. 9-3. Tomografia computadorizada com contraste endovenoso – Reconstrução coronal.

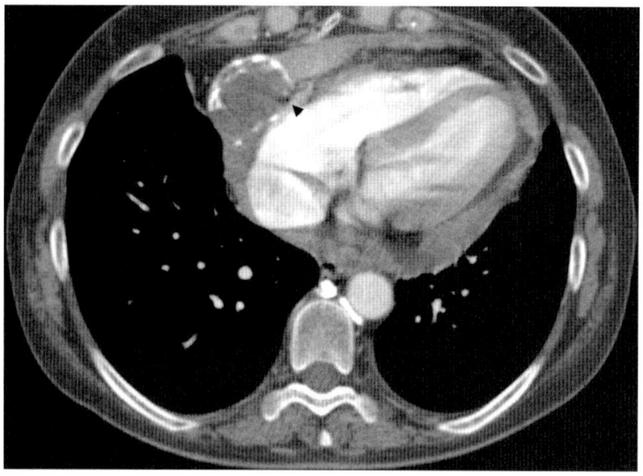

Fig. 9-1. Tomografia computadorizada com contraste endovenoso – Corte axial demonstra massa mediastinal sólida com calcificações periféricas (ponta de seta), associada a derrame e espessamento difuso pericárdico.

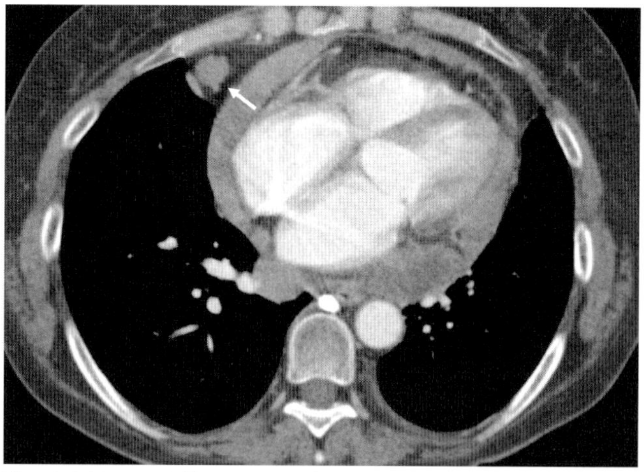

Fig. 9-2. Tomografia computadorizada com contraste endovenoso – Corte axial demonstra derrame e espessamento pericárdico e linfonodomegalia cardiofrênica direita (seta fina).

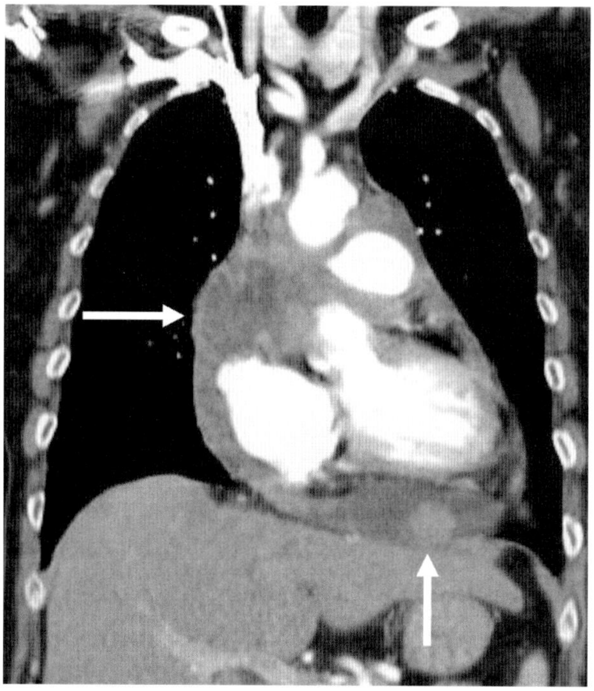

Fig. 9-3. Tomografia computadorizada com contraste endovenoso – Reconstrução coronal demonstra infiltração de todo o pericárdio, com múltiplos implantes sólidos ao longo da superfície pericárdica (setas largas).

DIAGNÓSTICO

Mesotelioma primário do pericárdio.

DEFINIÇÃO DA DOENÇA

Mesotelioma primário do pericárdio é uma neoplasia mesenquimal extremamente rara, que tende a se apresentar mais freqüentemente com um padrão de crescimento difuso no qual há "encarceramento" do coração, em vez de uma massa focal.

ASPECTOS CLÍNICOS E LABORATORIAIS

Embora haja relato de acometimento pela doença em pacientes de 2 a 78 anos, mais de metade dos casos ocorre entre a 5ª e a 7ª décadas de vida. Existe uma relação de aproximadamente 2:1 entre os sexos masculino e feminino. Os sintomas e sinais são inespecíficos, sendo comumente relacionados com o comprometimento da função cardíaca pela massa tumoral, pelo derrame ou ambos. É importante ressaltar que o mesotelioma primário do pericárdio pode ser considerado como diagnóstico diferencial em pacientes com derrame pericárdico de repetição ou pericardite constritiva. Diferentemente de outros mesoteliomas, não há clara associação com a exposição ao asbesto.

Trata-se de uma neoplasia altamente letal, com menos de 50% de sobrevida após 6 meses do diagnóstico. A cirurgia pode ser aventada em casos muito restritos de tumoração focal, sendo a radioterapia e quimioterapia mais freqüentemente prescritas, com resultados limitados.

ACHADOS DE IMAGEM

Embora a radiografia de tórax e a ecocardiografia sejam métodos úteis para a detecção de aumento da área cardíaca e derrame pericárdico, apresentam baixa acurácia na avaliação diagnóstica mais precisa do mesotelioma do pericárdio.

A tomografia computadorizada e a ressonância magnética são os melhores métodos na caracterização do mesotelioma do pericárdio por propiciarem adequada avaliação da extensão local da lesão.

A tomografia computadorizada costuma evidenciar espessamento difuso e irregular do pericárdio e derrame pericárdico. Massas pericárdicas são mais raras. A ressonância magnética pode, ainda, demonstrar sinais de constrição cardíaca secundárias à lesão pericárdica, através da avaliação de possível comprometimento da função e débito cardíacos.

No caso apresentado, observamos derrame pericárdico e massas ao longo da superfície pericárdica (setas largas), uma delas com calcificações periféricas (ponta de seta), o que também é descrito no mesotelioma. Observe, também, na Figura 9-2, uma linfonodopatia cardiofrênica direita (seta fina).

LEITURAS RECOMENDADAS

Grebenc ML, Christenson MLR, Burke AP, Green CE, Galvin JR. Primary cardiac and pericardial neoplasms: radiologic-pathologic correlation. *Radiographics* 2000 Jul-Aug;20(4):1073-103; quiz 1110-1, 1112.

Thomason R, Schlegel W, Lucca M, Cummings S, Lee S. Primary malignant mesothelioma of the pericardium. Case report and literature review. *Tex Heart Inst J* 1994;21(2):170-174.

Vornicu M, Arora S, Achilleos A. Primary pericardial mesothelioma: a rare cardiac malignancy. *Intern Med J* 2007 Aug;37(8):576-7.

QUADRO CLÍNICO

Paciente de 46 anos, sexo masculino, há 2 anos iniciou quadro de dispnéia progressiva com piora da dispnéia e edema dos membros inferiores há 20 dias.

ANTECEDENTE PESSOAL

Nega antecedentes mórbidos ou exposição ocupacional.

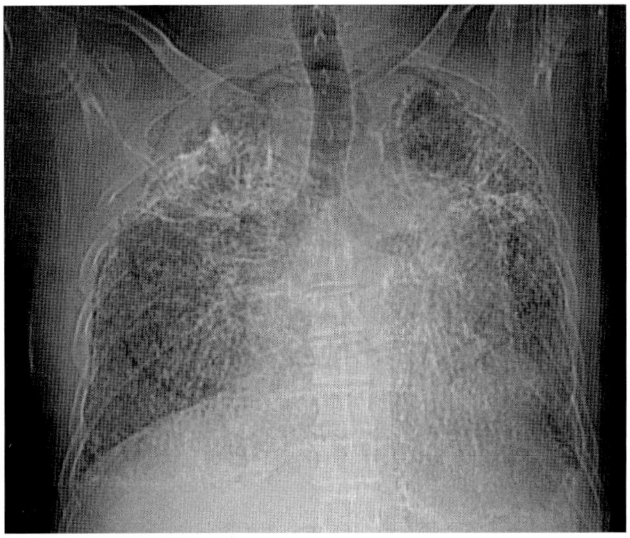

Fig. 10-1. Radiografia digital de tórax.

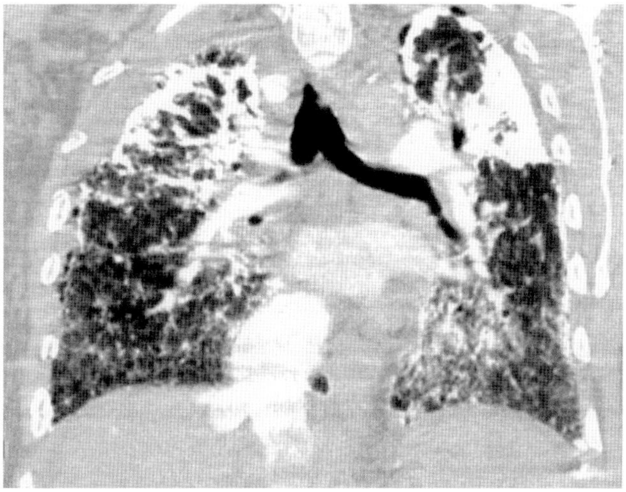

Fig. 10-2. Tomografia computadorizada – Reconstrução coronal com janela pulmonar.

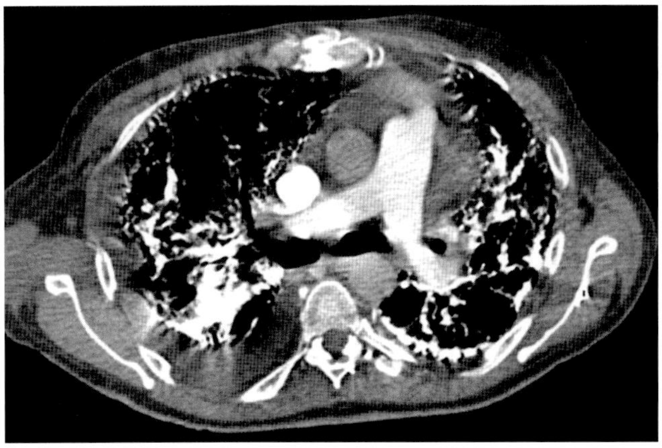

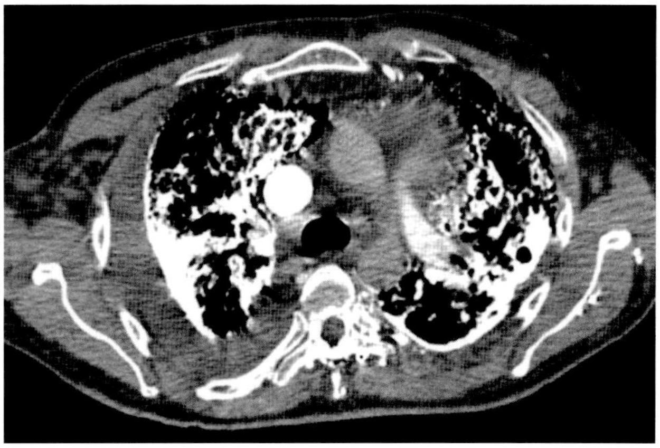

Figs. 10-3 e 10-4. Tomografia computadorizada com contraste endovenoso – Janela de mediastino.

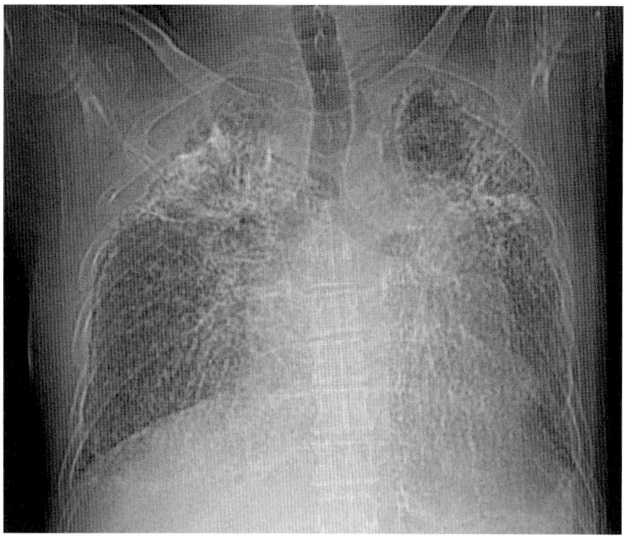

Fig. 10-1. Radiografia digital de tórax demonstra múltiplas opacidades micronodulares, de densidade cálcica, distribuídas bilateralmente de forma simétrica, com obliteração do contorno cardíaco.

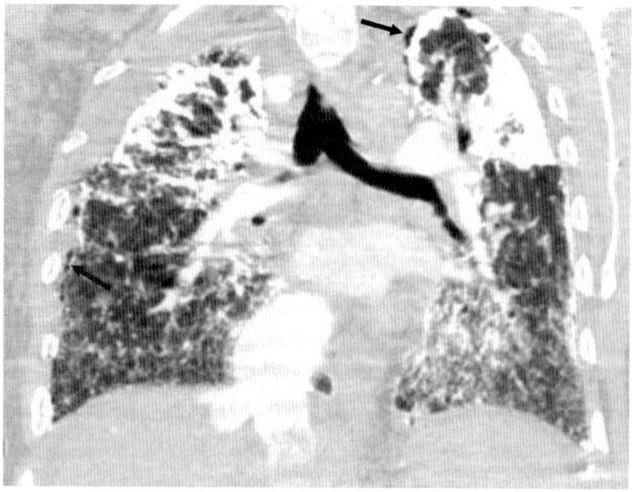

Fig. 10-2. Tomografia computadorizada – Reconstrução coronal com janela pulmonar demonstra nódulos calcificados e calcificações grosseiras. Observam-se, ainda, cistos subpleurais, agrupados e alinhados, mais evidentes no pulmão direito e ápice esquerdo (setas finas).

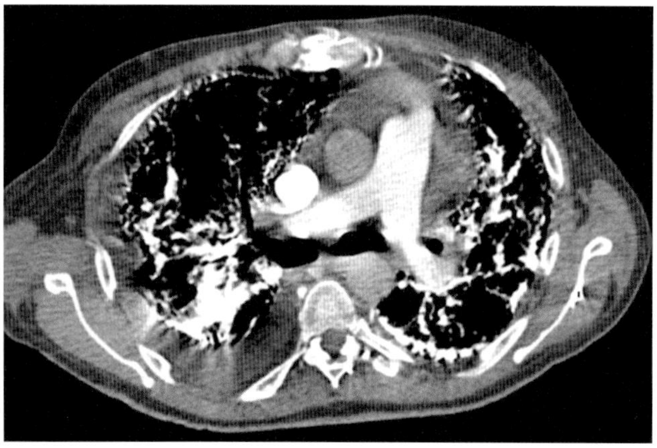

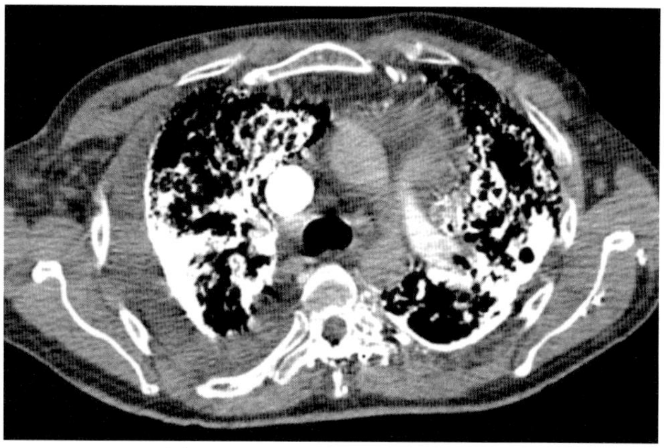

Figs. 10-3 e 10-4. Tomografia computadorizada com contraste endovenoso – Corte axial com janela de mediastino demonstra calcificações ora nodulares, ora mais grosseiras, com distribuição difusa. Há, ainda, derrame pleural à direita.

DIAGNÓSTICO

Microlitíase alveolar pulmonar.

DEFINIÇÃO DA DOENÇA

Microlitíase alveolar pulmonar (MAP) é uma doença pulmonar crônica rara, caracterizada pelo depósito de fosfato de cálcio, com estrutura laminar e concêntrica, nos espaços alveolares, sem que haja distúrbio do metabolismo do cálcio.

A etiologia e patogênese ainda são desconhecidas; no entanto, a ocorrência familiar sugere fator genético para a doença, com padrão de herança autossômica recessiva.

ASPECTOS CLÍNICOS E LABORATORIAIS

A maioria dos pacientes é assintomática por longos períodos sendo, nessa fase, diagnosticada incidentalmente.

Em decorrência do curso lentamente progressivo, as primeiras manifestações surgem entre a segunda e quarta décadas de vida. O principal sintoma é a dispnéia progressiva, mas há relatos de manifestações iniciais por tosse seca, dor pleurítica e pneumotórax recorrentes. A evolução natural é para insuficiência respiratória, insuficiência cardíaca e *cor pulmonale*, sendo estas as principais causas de óbito, em geral ocorrendo na meia-idade.

Não há tratamento eficaz, sendo o transplante de pulmão a única alternativa nos casos de doença avançada.

ACHADOS DE IMAGEM

A pobreza de achados clínicos contrasta com as alterações radiológicas exuberantes, as quais são bastante típicas.

A radiografia de tórax caracteriza-se por múltiplos micronódulos finos, difusos, simétricos, de aspecto em "grãos de areia", predominando nas bases pulmonares e com obliteração dos contornos cardíaco e diafragmático. Pode haver padrão reticular e linhas septais superpostas, com a aparência em "tempestade de areia". Outros achados característicos são bolhas apicais, linha pleural negra e calcificações pleurais.

A tomografia computadorizada, além de diagnóstica, permite determinar a extensão e a gravidade da doença, que se caracteriza por nódulos calcificados de até 1 mm de diâmetro distribuídos predominantemente ao longo das bordas cardíacas e porções dorsais dos terços pulmonares inferiores. Há espessamento e calcificação pleural e dos septos interlobulares. Múltiplos cistos subpleurais, agrupados e alinhados, de paredes finas com 5 a 10 mm de diâmetro, distribuídos preferencialmente nas porções anterior e lateral do tórax desde o ápice até às bases, correspondem à linha pleural negra. A árvore brônquica e os vasos pulmonares geralmente são normais.

O diagnóstico diferencial inclui metástases calcificadas, proteinose alveolar, amiloidose, hiperparatireoidismo e insuficiência renal crônica.

Nos casos de dúvida, o mapeamento ósseo com tecnécio e a biopsia pulmonar podem confirmar o diagnóstico.

LEITURAS RECOMENDADAS

Brown K, Mund DF, Aberle DR, Batra P, Young DA. Intrathoracic calcifications: radiographic features and differential diagnoses. *RadioGraphics* 1994;14:1247-61.

Gasparetto EL, Tazoniero P, Escuissato DL, Marchiori, Silva RLF, Sakamoto D. Pulmonary alveolar microlithiasis presenting with crazy-paving pattern on high resolution CT. *Br J Radiol* 2004;77:974-6.

Yesner R, Barbolini G, Rossi G. Pulmonary alveolar microlithiasis. *N Engl J Med* 2003;348:16.

Minhas Anotações

Fabio Augusto Cardillo Vieira

QUADRO CLÍNICO

Paciente de 82 anos, sexo masculino, ex-tabagista e ex-etilista, portador de neoplasia esofágica avançada, foi submetido à passagem de prótese esofágica por endoscopia digestiva alta. Após 1 dia, evoluiu com dor torácica, afebril.

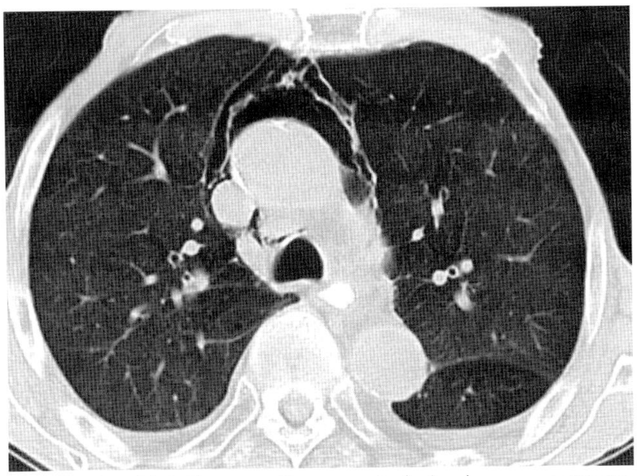

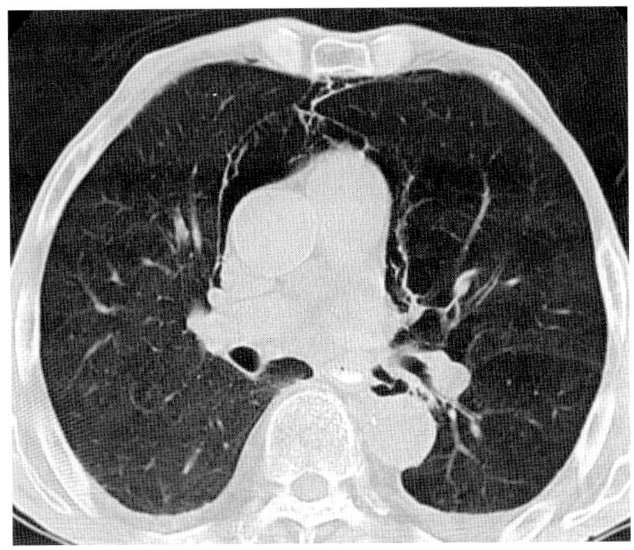

Figs. 11-1 e 11-2. Tomografia computadorizada com contraste – Janela pulmonar.

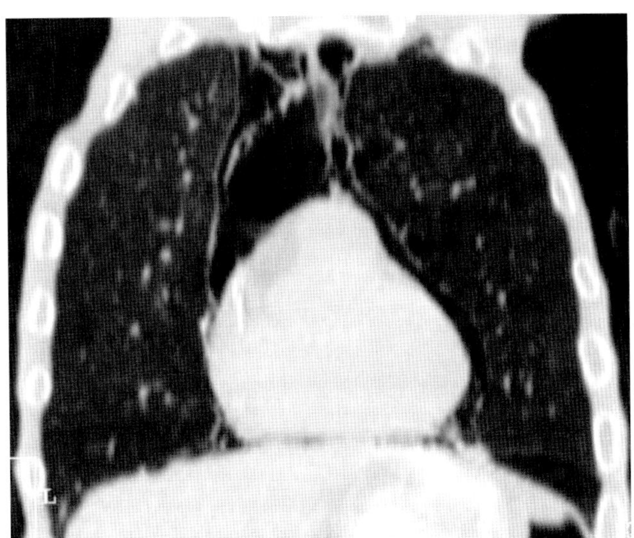

Fig. 11-3. Tomografia computadorizada com contraste – Janela pulmonar. Reformatação coronal.

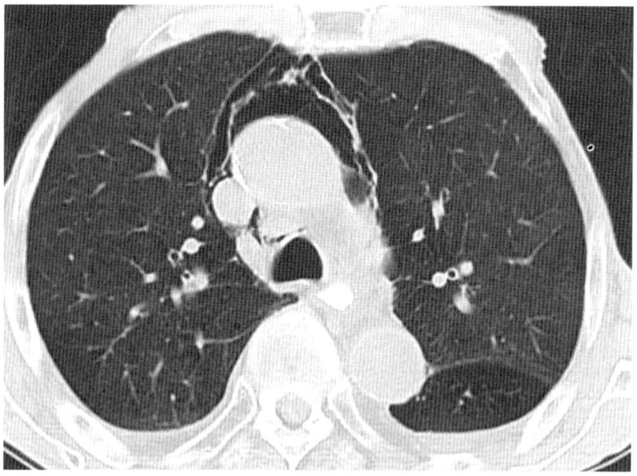

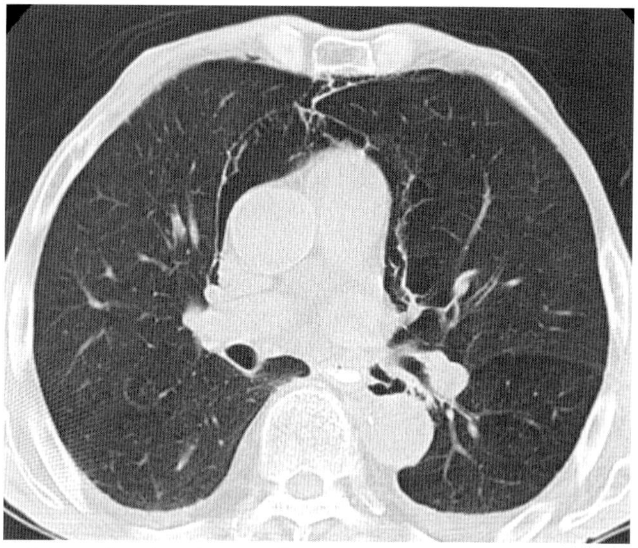

Figs. 11-1 e 11-2. Tomografia computadorizada com contraste – Corte axial com janela pulmonar demonstra presença de ar no espaço mediastinal permeando as estruturas vasculares e a gordura do mediastino.

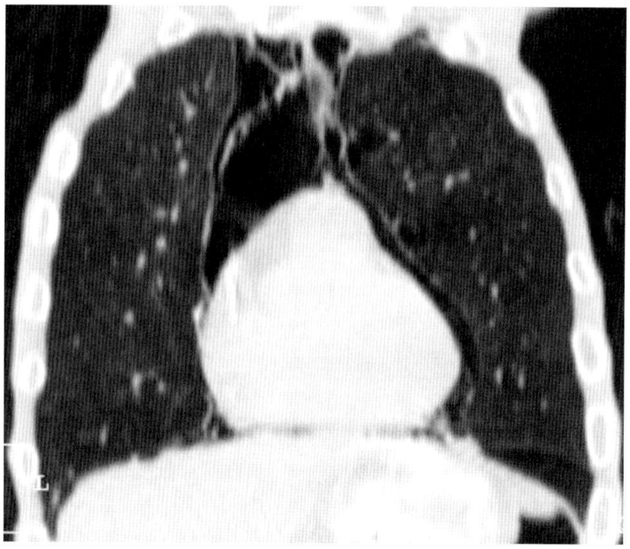

Fig. 11-3. Tomografia computadorizada com contraste – Reconstrução coronal demonstra presença de ar no espaço mediastinal.

DIAGNÓSTICO

Pneumomediastino.

DEFINIÇÃO DA DOENÇA

Pneumomediastino é definido como ar no espaço mediastinal, em meio aos seus planos gordurosos, como mostrado nas figuras desse caso. Pode originar-se de estruturas intratorácicas (traquéia/brônquios-fonte, esôfago, pulmão e espaço pleural) ou extratorácicas (cabeça e pescoço, peritônio ou espaço retroperitoneal). Dentre as causas, temos os espontâneos, os traumáticos e os secundários a procedimentos médicos (iatrogênicos).

CLASSIFICAÇÃO

Espontâneo

- Aumento súbito na pressão intratorácica (Valsalva, asma, vômitos) levando à ruptura de bolhas subpleurais.
- Síndrome de Boerhaave (ruptura esofágica após vômitos incoercíveis).
- Úlcera ou perfuração do trato gastrointestinal (esôfago, duodeno, reto/sigmóide).

Traumático

- Ruptura de traquéia/brônquios-fonte (quedas de altura, acidentes automobilísticos).
- Trauma cervical.
- Perfuração esofágica ou de outras vísceras ocas (agressões por arma de fogo).

Iatrogênico

- Endoscopia digestiva alta.
- Colangiopancreatografia retrógrada endoscópica.
- Broncoscopia.
- Intubação orotraqueal.
- Ventilação mecânica.
- Pós-operatório (torácico, abdominal, odontológico, otorrinolaringológico, cabeça e pescoço).

LEITURAS RECOMENDADAS

Courtney M, Townsend B. *Sabiston textbook of surgery.* 16th ed. Philadelphia: Saunders, 2002. Chap. 54.

Kuhlman JE, Reyes BL, Hruban RH, Askin FB, Zerhouni EA, Fishman EK, et al. Abnormal air-filled spaces in the lung. *RadioGraphics* 1993;13:47.

Zylak CM, Standen JR, Barnes GR, Zylak CJ. Pneumomediastinum revisited *RadioGraphics* 2000;20:1043.

Minhas Anotações

QUADRO CLÍNICO

Paciente passou a apresentar tosse seca, progressiva, há cerca de 6 meses. Relatava, ainda, indisposição e astenia. Paciente negava outras queixas.

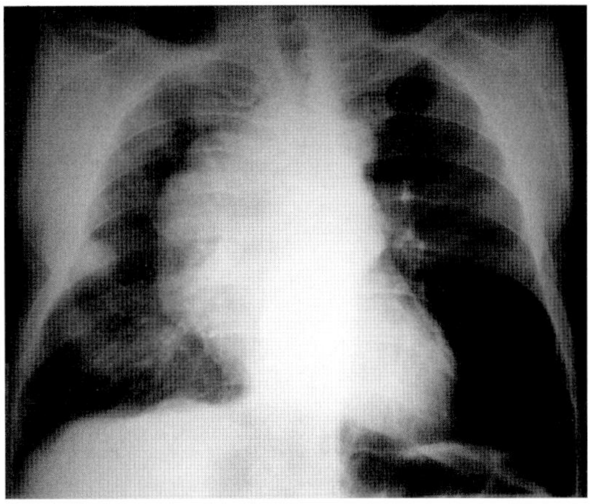

Fig. 12-1. Radiografia de tórax.

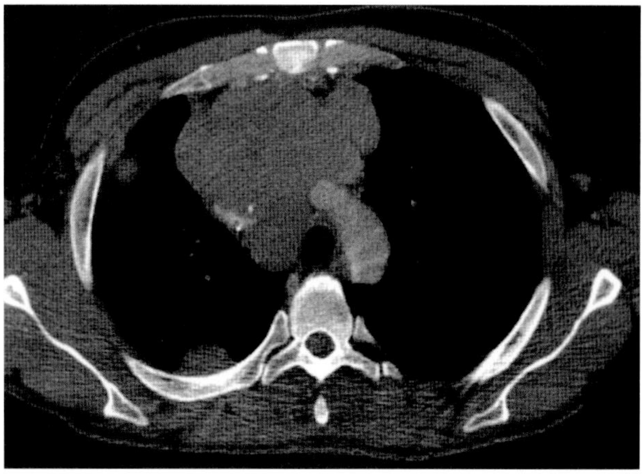

Fig. 12-2. Tomografia computadorizada com contraste – Janela mediastinal.

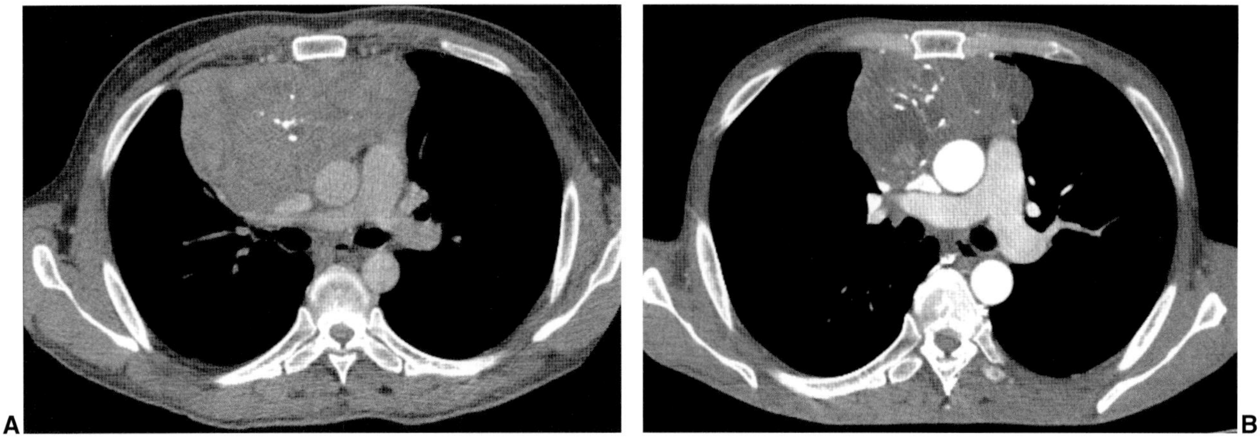

Fig. 12-3. Tomografia computadorizada com contraste – Janela mediastinal. Antes (**A**) e após (**B**) tratamento.

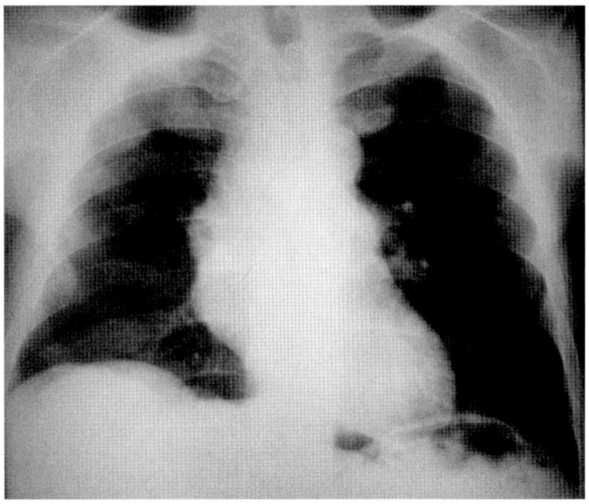

Fig. 12-4. Radiografia de tórax – Após tratamento.

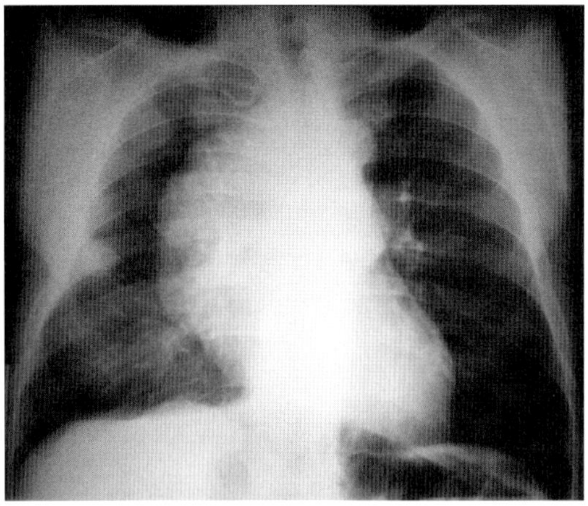

Fig. 12-1. Radiografia de tórax demonstra alargamento do mediastino e imagem nodular na periferia do campo pulmonar médio do hemitórax direito.

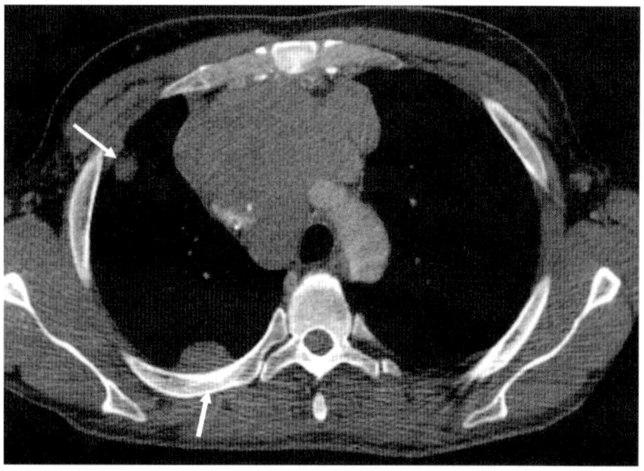

Fig. 12-2. Tomografia computadorizada com contraste – Janela mediastinal demonstra massa sólida de contornos lobulados e com atenuação de partes moles infiltrando o mediastino superior e anterior. Há, ainda, nódulos pleurais com atenuação de partes moles no hemitórax direito (setas).

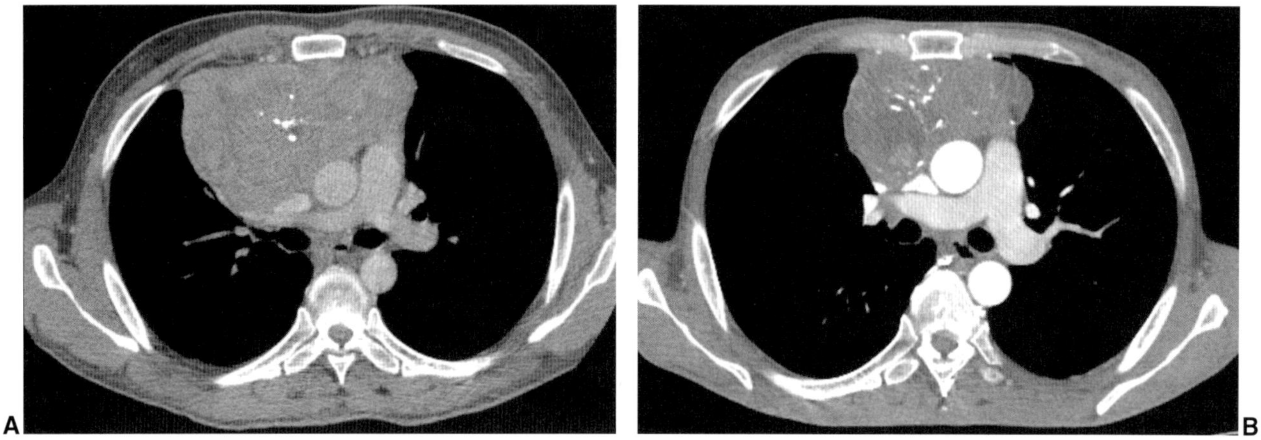

Fig. 12-3. Tomografia computadorizada com contraste – Janela mediastinal, antes (**A**) e após (**B**) tratamento, demonstra massa sólida de contornos lobulados, com atenuação de partes moles e calcificações de permeio, infiltrando o mediastino superior e anterior (A). Nota-se considerável redução das dimensões da massa após tratamento (B).

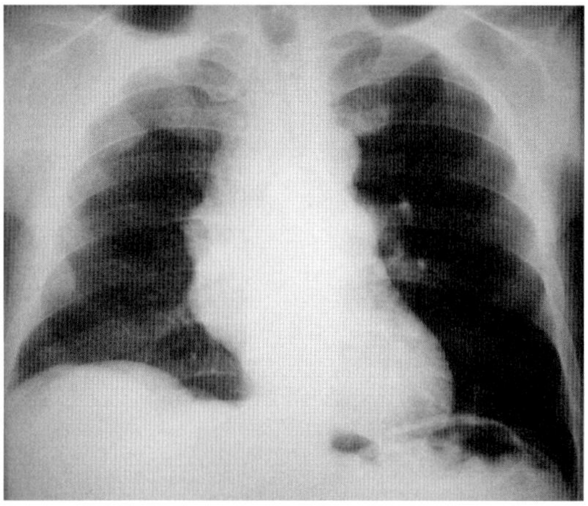

Fig. 12-4. Radiografia de tórax – Após tratamento, evidencia-se significativa redução do alargamento mediastinal.

CASO 12

DIAGNÓSTICO

Timoma invasivo. Estágio IVa – Disseminação pleural.

DEFINIÇÃO DA DOENÇA

Timomas são neoplasias linfoepiteliais, e podem ser categorizados como benignos, invasivos ou malignos. A proporção dos elementos neoplásicos epiteliais com relação aos elementos linfóides é diretamente proporcional à agressividade da lesão.

ASPECTOS ANATOMOPATOLÓGICOS

Timoma benigno é aplicado a um timoma que apresenta características histológicas benignas e não apresenta invasão capsular. Timoma invasivo é um termo aplicado a timomas que apresentam características histológicas de neoplasia benigna e apresentam invasão capsular, macro ou microscópica. Timoma maligno é um termo aplicado a timomas que apresentam características histológicas de neoplasia maligna, com ou sem sinais de invasão capsular.

ASPECTOS CLÍNICOS E LABORATORIAIS

Cerca de 1/3 dos casos são diagnosticados devido a achados de imagem em exames de rotina. Cerca de 1/3 dos casos são diagnosticados em razão de sintomas compressivos locais, como tosse – como no caso do nosso paciente, síndrome da veia cava superior, dispnéia, disfagia, dor torácica. Cerca de 1/3 dos casos associam-se a outras doenças, destacando-se a miastenia *gravis,* relatada em até 50% dos casos em algumas séries, a aplasia de células vermelhas, a hipogamaglobulinemia, o lúpus, a artrite reumatóide e outras neoplasias.

ACHADOS DE IMAGEM

Timomas manifestam-se como massas de tamanho variado no mediastino anterior, de contornos lisos, lobulados ou pouco distintos, aspectos estes que devem ser rigorosamente descritos pelo radiologista, pois quanto mais irregular seu contorno, maior o caráter invasivo da lesão. Nos casos mais agressivos, pode ocorrer invasão das estruturas mediastinais adjacentes. Calcificações e disseminação pleural também acontecem, como no caso apresentado (setas).

LEITURAS RECOMENDADAS

Nishino M, Ashiku SK, Kocher ON, Thurer RL, Boiselle PM, Hiroto H. Thymus – A comprehensive review. *Radiographics* 2006;26:335-348.

Riedel RF, Burfeind WR Jr. Thymoma: benign appearance, malignant potential. *Oncologist* 2006;11(8):887-894.

Tomiyama N, Johkoh T, Mihara N, *et al.* Using the World Health Organization Classification of thymic epithelial neoplasms to describe CT findings. *AJR Am J Roentgenol* 2002;179:881-886.

Minhas Anotações

Paulo Rogério B. Silvério

QUADRO CLÍNICO

Dispnéia e dor torácica à direita esporádica, não-ventilatório-dependente. Ao exame físico, apresentava redução da ausculta na base pulmonar direita e percussão maciça. Sem exposição a asbestos.

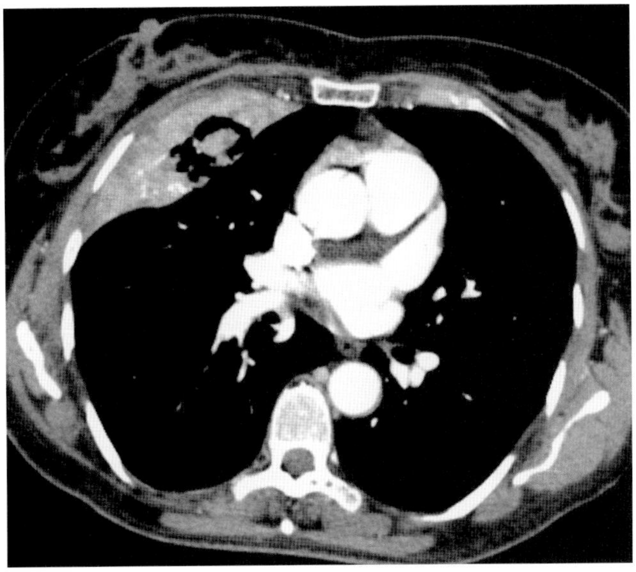

Fig. 13-1. Tomografia computadorizada com contraste – Janela mediastinal.

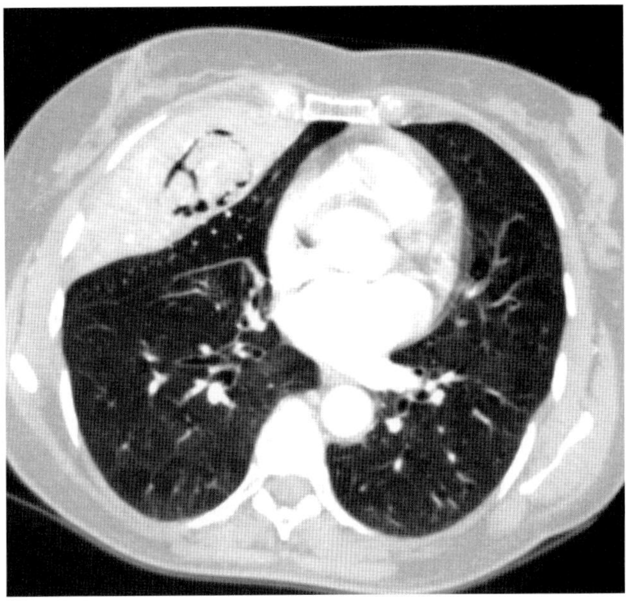

Fig. 13-2. Tomografia computadorizada com contraste – Janela pulmonar.

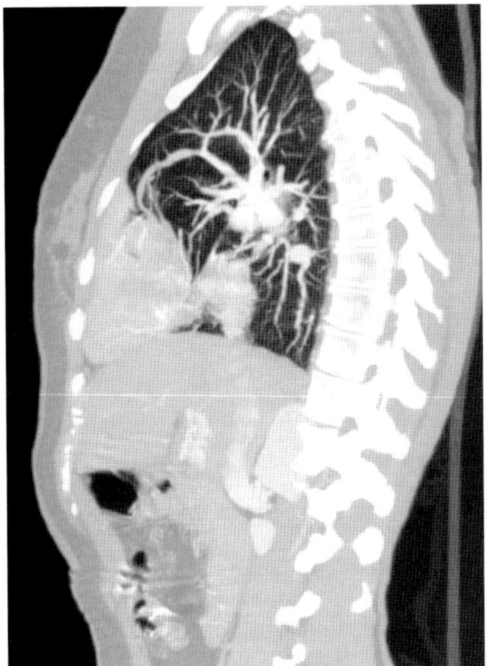

Fig. 13-3. Tomografia computadorizada com contraste – Janela pulmonar. Reformatação sagital.

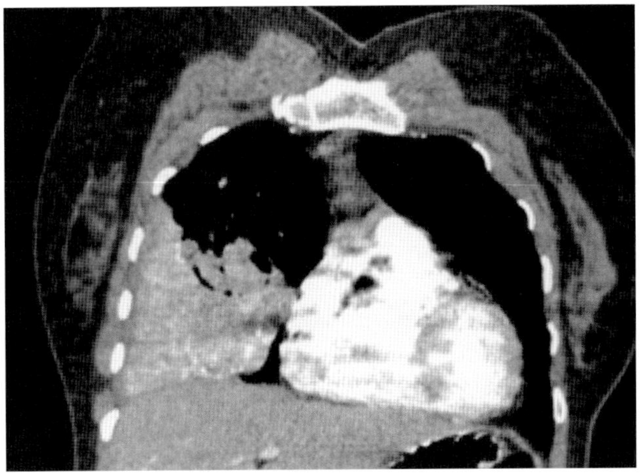

Fig. 13-4. Tomografia computadorizada com contraste – Janela mediastinal. Reformatação coronal.

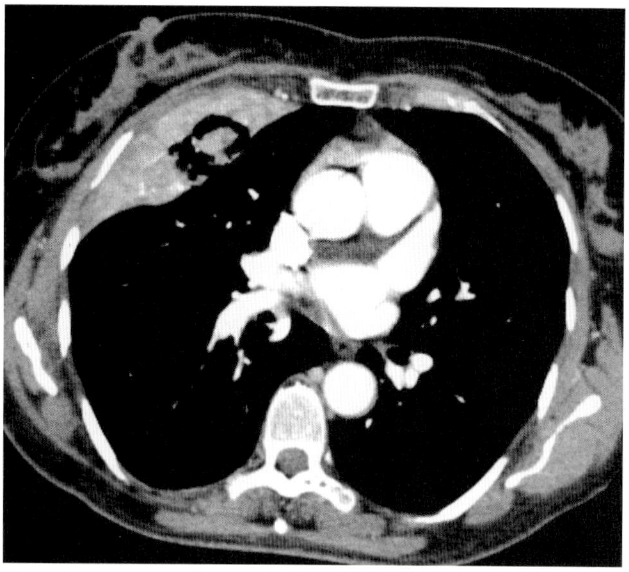

Fig. 13-1. Tomografia computadorizada com contraste – Janela mediastinal demonstra massa hipervascularizada e com realce heterogêneo, bem delimitada, na região anterior do hemitórax direito formando ângulo obtuso com a parede torácica (característica de lesão extrapulmonar).

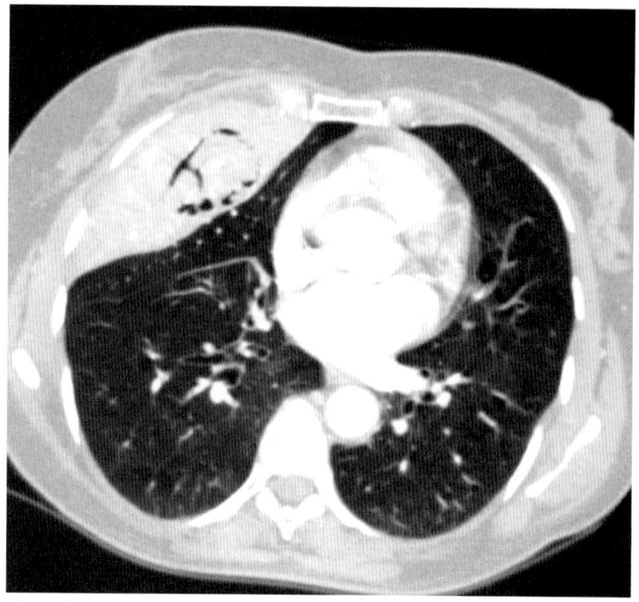

Fig. 13-2. Tomografia computadorizada com contraste – Janela pulmonar demonstra massa na região anterior do hemitórax direito exercendo leve efeito de massa sobre o lobo médio pulmonar.

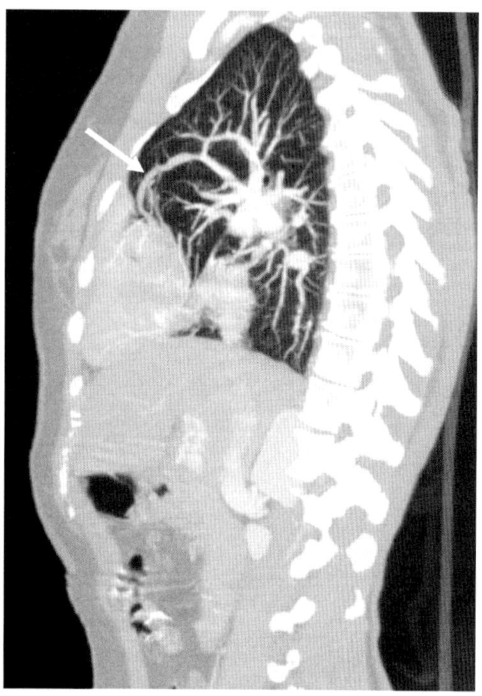

Fig. 13-3. Tomografia computadorizada com contraste – Janela pulmonar, reformatação sagital demonstra pedículo vascular da lesão, que se origina da circulação pulmonar (seta).

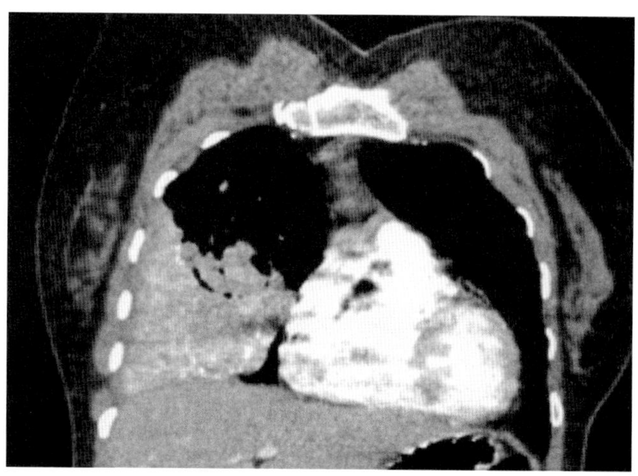

Fig. 13-4. Tomografia computadorizada com contraste – Janela mediastinal, reformatação coronal demonstrando a lesão amoldada ao seio costofrênico direito.

CASO 13

DIAGNÓSTICO

Tumor fibroso da pleura.

DEFINIÇÃO DA DOENÇA

Tumor fibroso é uma neoplasia mesenquimal que mais comumente compromete a pleura, podendo ter localização pulmonar, mediastinal ou, eventualmente, extratorácica. Sessenta a setenta por cento dos casos originam-se na pleura visceral e os demais na parietal.

O tumor fibroso da pleura é relativamente incomum, sendo menos de 5% de todos os tumores pleurais. Ocorre em todas as idades, com pico de incidência em maiores de 50 anos. Apresenta a mesma freqüência em homens e mulheres e não está associado a doenças pleurais.

ASPECTOS ANATOMOPATOLÓGICOS

Histologicamente, apresentam-se como tumores de baixo grau de malignidade, com celularidade variável. Usualmente, são bem vascularizados.

Em 40% dos casos, apresentam pedículos. Tumores com pedículos são, na maioria das vezes, benignos, em geral da pleura visceral. A maioria dos tumores irressecáveis são originários da pleura parietal. As dimensões variam de 1 a 39 cm. Calcificações estão presentes em 5% dos casos.

ASPECTOS CLÍNICOS E LABORATORIAIS

Inespecíficos.

ACHADOS DE IMAGEM

Aos exames de imagem, manifestam-se como massas bem delimitadas, formando ângulo obtuso com a parede ou o mediastino, característica de lesão extrapulmonar. Podem apresentar pedículo vascular (como no presente caso, seta), ser móveis com a respiração e apresentar hiper-realce ao meio de contraste. Necrose central e calcificações são incomuns.

LEITURAS RECOMENDADAS

Christenson MLR, Abbott, GR, McAdams HP, *et al.* Localized fibrous tumors of the pleura. *RadioGraphics* 2003;23:759-783.

Junior VLS, Nunes RA, Vaz LCA, *et al.* Tumor fibroso de pleura. *Pulmão* RJ 2006;15(4):285-288.

Müller NL. Imaging of the pleura. *Radiology* 1993;186:297-309.

QUADRO CLÍNICO

Paciente de 57 anos, sexo feminino, relata dispnéia há 4 meses, de piora progressiva. Há 1 semana, apresentou 1 episódio de hemoptise.

ANTECEDENTE PESSOAL

Mastectomia esquerda por câncer de mama há 4 anos.

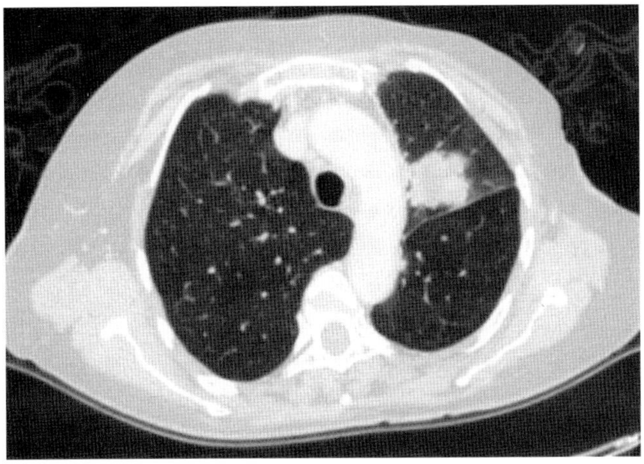

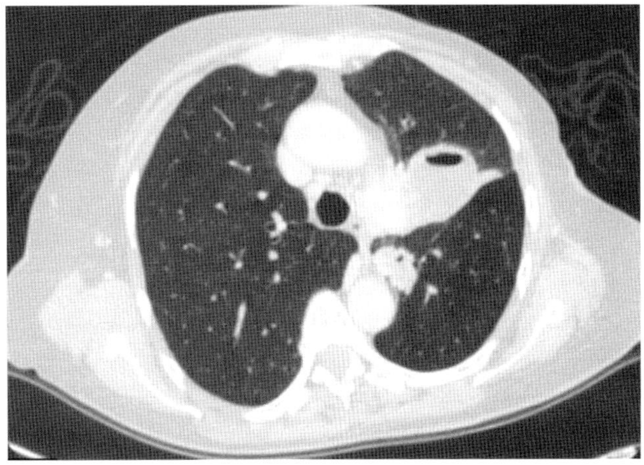

Figs. 14-1 e 14-2. Tomografia computadorizada – Janela pulmonar.

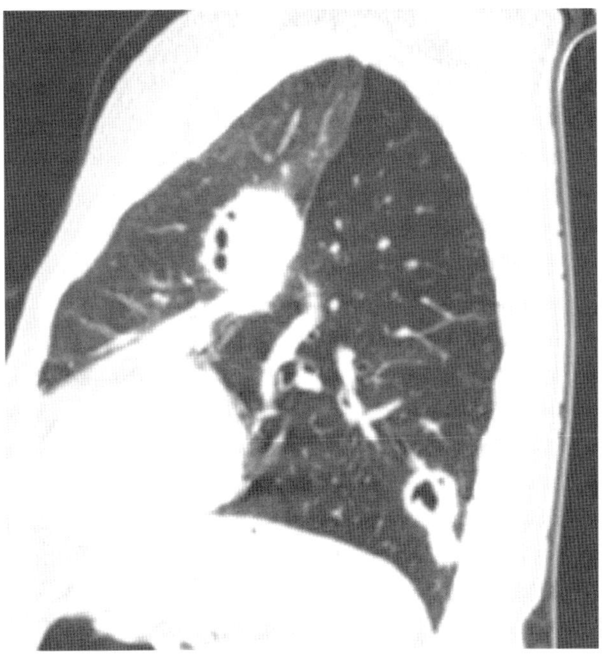

Fig. 14-3. Tomografia computadorizada – Janela pulmonar. Reconstrução sagital.

CASO 14

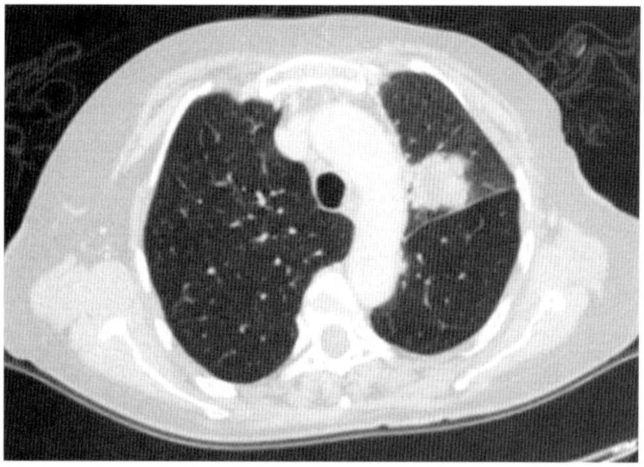

Fig. 14-1. Tomografia computadorizada – Janela pulmonar demonstra nódulo pulmonar, de contornos levemente lobulados e halo de vidro fosco.

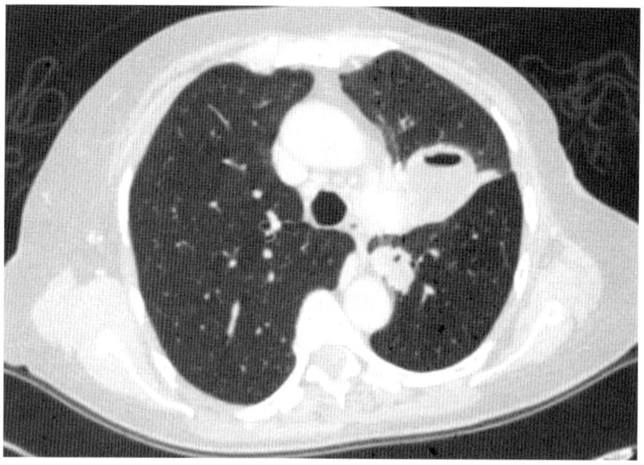

Fig. 14-2. Tomografia computadorizada – Janela pulmonar demonstra cavitação no nódulo pulmonar.

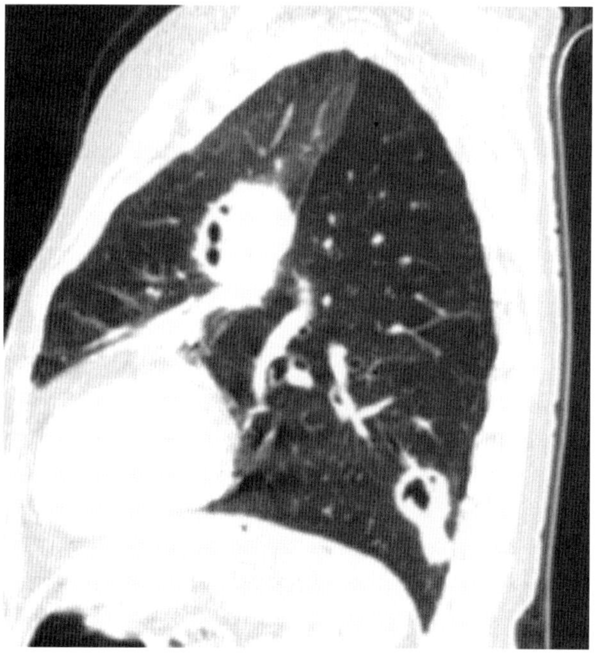

Fig. 14-3. Tomografia computadorizada – Janela pulmonar, reconstrução sagital demonstra nódulos cavitados no pulmão esquerdo, com paredes irregulares.

CASO 14

DIAGNÓSTICO

Granulomatose de Wegener.

DEFINIÇÃO DA DOENÇA

É uma vasculite necrotizante de médios e pequenos vasos, com formação de granulomas. A etiologia é desconhecida, sendo então uma doença idiopática.

Juntamente à síndrome de Goodpasture e à poliangeíte microscópica é uma das entidades causadoras da síndrome pulmão–rim (hemoptise + glomerulonefrite).

ASPECTOS ANATOMOPATOLÓGICOS

Diagnóstico baseia-se no quadro clínico e no achado histológico de vasculite necrotizante granulomatosa, complementados por dados de laboratório e radiológicos.

ASPECTOS CLÍNICOS E LABORATORIAIS

Manifestações clínicas:

- Trato respiratório superior:
  - Rinite/sinusite.
  - Laringite.
  - Otite média/mastoidite.
- Pulmões:
  - Hemorragia alveolar.
  - Cavitações.
- Rins:
  - Glomerulonefrite.

Do ponto de vista laboratorial, o anticorpo c–ANCA é positivo na grande maioria dos casos, com uma sensibilidade variando entre 70 e 95%.

ACHADOS DE IMAGEM

Os principais achados são:

- Nódulos múltiplos (mm-10 cm), randômicos, 50% cavitam (achados do presente caso).
- Cavidades espessas e irregulares.
- Consolidação (pode cavitar) e vidro-fosco secundários à hemorragia pulmonar: distribuição difusa.
- Doença traqueobrônquica (15%): espessamento parietal, estenose.
- Derrame pleural: 10%.
- Linfonodomegalia hilar ou mediastinal: 5%.

LEITURAS RECOMENDADAS

Hansell DM. Small-vessel diseases of the lung: CT-pathologic correlates. *Radiology* 2002;225:639-653.

Lee K, Kim T, Fujimoto K, Moriya H, Watanabe H, Tateishi U, *et al.* Thoracic manifestation of Wegener's granulomatosis: CT findings in 30 patients. *Eur Radiol* 2003;13:43-51.

Mayberry JP, Primack SL, Müller NL. Thoracic manifestations of systemic autoimmune diseases: radiographic and high-resolution CT findings. *RadioGraphics* 2000;20:1623-1635.

Vourtsi A, Gouliamos A, Moulopoulos L, Papacharalampous X, Chatjiioannou A, Kehagias D, *et al.* CT appearance of solitary and multiple cystic and cavitary lung lesions. *Eur Radiol* 2001;11:612-622.

INRAD

Abdome

Fernando Ide Yamauchi

QUADRO CLÍNICO

Paciente do sexo feminino, 23 anos, com dor abdominal e icterícia há 5 dias e aumento do volume abdominal progressivo há 2 anos.
Ao exame físico, apresentava massa palpável no hipocôndrio direito.

ANTECEDENTE PESSOAL

Quadro de icterícia durante a gestação há 3 anos, com melhora após o parto.

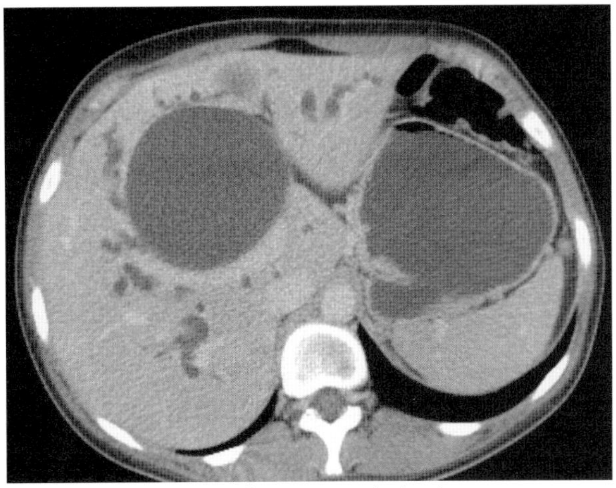

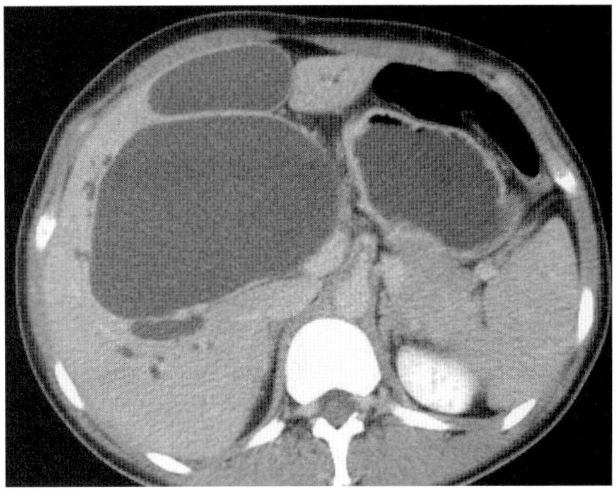

Figs. 15-1 e 15-2. Tomografia computadorizada com contraste endovenoso.

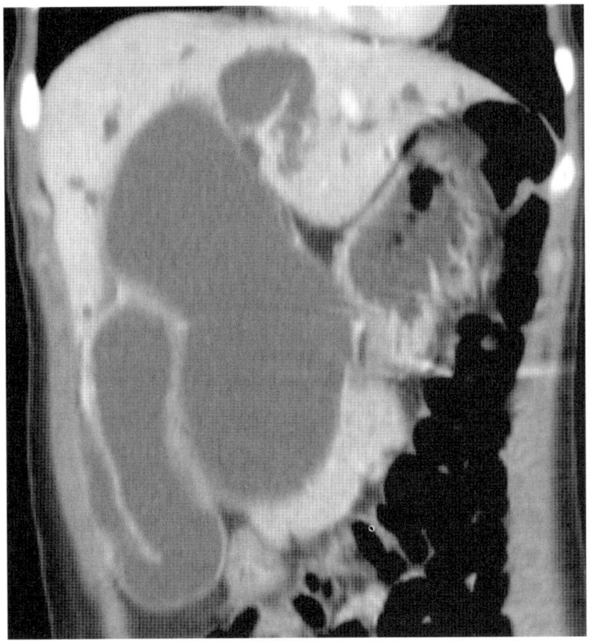

Fig. 15-3. Tomografia computadorizada com contraste endovenoso – Reconstrução coronal.

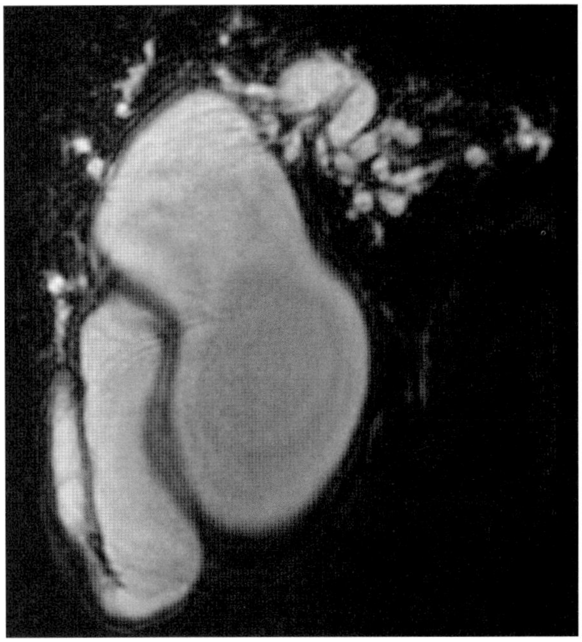

Fig. 15-4. Colangiorressonância magnética.

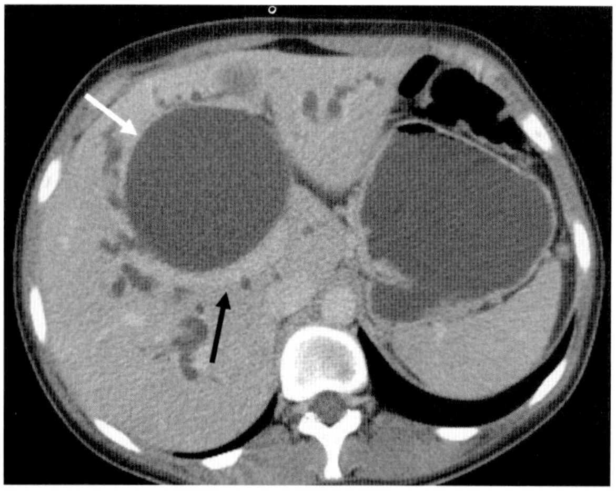

Fig. 15-1. Cortes axiais demonstrando dilatação das vias biliares intra-hepáticas e formação cística no segmento IV (seta branca) deslocando posteriormente o ramo direito da veia porta (seta preta).

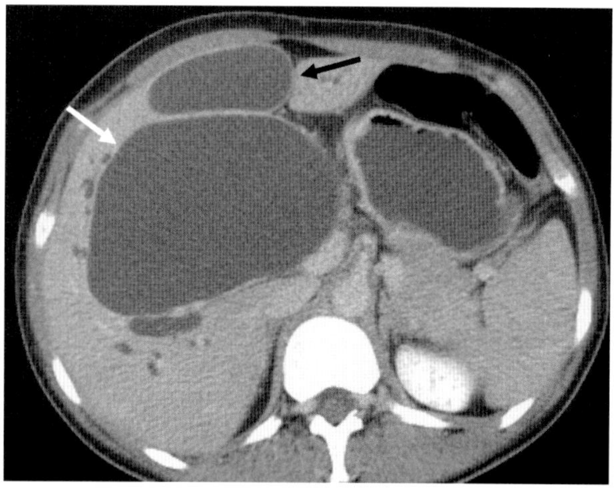

Fig. 15-2. Cortes axiais demonstrando dilatação das vias biliares intra-hepáticas e continuidade da formação cística no segmento IV (seta branca) em direção ao hilo hepático. Há outra formação cística em situação mais anterior (seta preta).

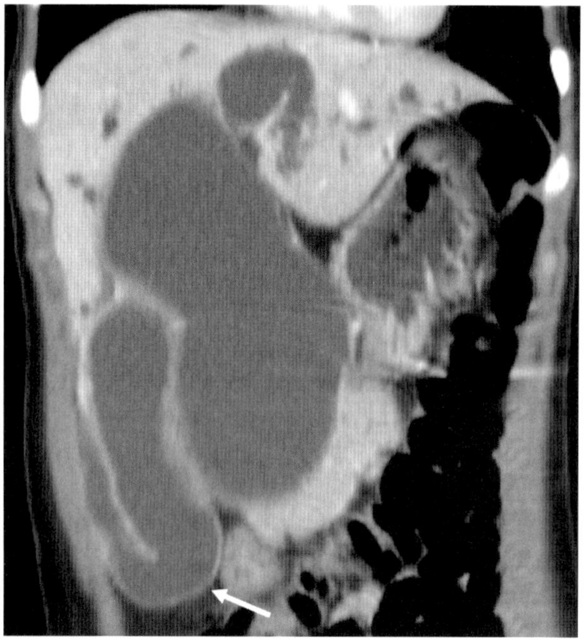

Fig. 15-3. Imagem no plano coronal mostra a acentuada dilatação do colédoco e a vesícula biliar (seta branca).

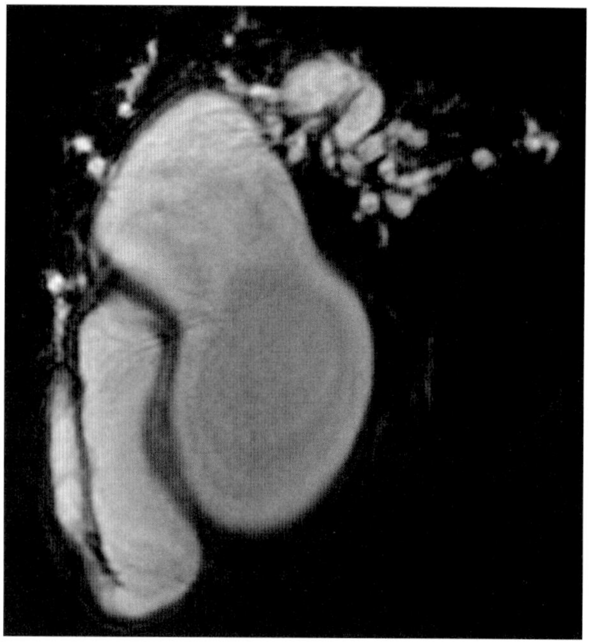

Fig. 15-4. Colangiorressonância magnética no plano coronal com os mesmos achados da tomografia da figura ao lado.

CASO 15

DIAGNÓSTICO

Doença fibrocística das vias biliares.

DEFINIÇÃO DA DOENÇA

A doença fibrocística das vias biliares constitui uma forma rara de dilatação congênita das vias biliares, mais freqüente no sexo feminino e mais prevalente nos países asiáticos.

ASPECTOS FISIOPATOLÓGICOS

A fisiopatologia da doença foi proposta por Babbit em 1973, uma união anômala do ducto pancreaticobiliar, fora da porção intramural da segunda porção duodenal, formando um canal comum longo e um esfíncter de Oddi inefetivo, permitindo, dessa forma, refluxo pancreático para o interior do colédoco, levando, então, a uma inflamação crônica das vias biliares.

No entanto, essa explicação não atende a todos os casos da doença visto que há casos descritos sem alterações anatômicas dos ductos pancreáticos e biliares.

ASPECTOS CLÍNICOS E LABORATORIAIS

A tríade clássica é composta por dor abdominal, massa palpável no hipocôndrio direito e icterícia em pacientes jovens do sexo feminino. No entanto, essa tríade está presente em menos de 1/3 dos casos. Os sintomas geralmente ocorrem em surtos.

ACHADOS DE IMAGEM

Os exames de imagem mostram claramente a dilatação das vias biliares, e a abordagem pode seguir diferentes cursos, embora, de modo geral, o estudo tomográfico ou por ressonância magnética demonstrem melhor a extensão do comprometimento das vias biliares, assim como possíveis complicações associadas.

Há diversas classificações referentes às dilatações das vias biliares, sendo a de Todani uma das mais utilizadas, atribuindo:

- Tipo I – dilatação confinada aos ductos extra-hepáticos:
    - Ia – acometimento difuso.
    - Ib – acometimento focal.
    - Ic – dilatação fusiforme no colédoco.
- Tipo II – divertículo em ducto biliar extra-hepático.
- Tipo III – ectasia da porção intramural do colédoco (coledococele).
- Tipo IV – múltiplos cistos:
    - IVa – acometimento intra e extra-hepático.
    - IVb – somente acometimento extra-hepático, com múltiplas dilatações saculares.
- Tipo V – doença de Caroli (doença autossômica recessiva).

LEITURAS RECOMENDADAS

Kim OH, Chung HJ, Choi BG. Imaging of the choledochal cyst. *RadioGraphics* 1995;15:69-88.

Mortelé KJ, Rocha TC, Streeter JL, Taylor AJ. Multimodality imaging of pancreatic and biliary congenital anomalies. *RadioGraphics* 2006;26:715-731.

Wu DQ, Zheng LX, Wang QS, Tan WH, Hu SJ, Li PL. Choledochal cysts in pregnancy: case management and literature review. *World J Gastroenterol* 2004;10(20):3065-3069.

QUADRO CLÍNICO

Paciente do sexo feminino, 21 anos, pastora de ovelhas, afebril, com história de dor e aumento do volume abdominal há 6 meses.

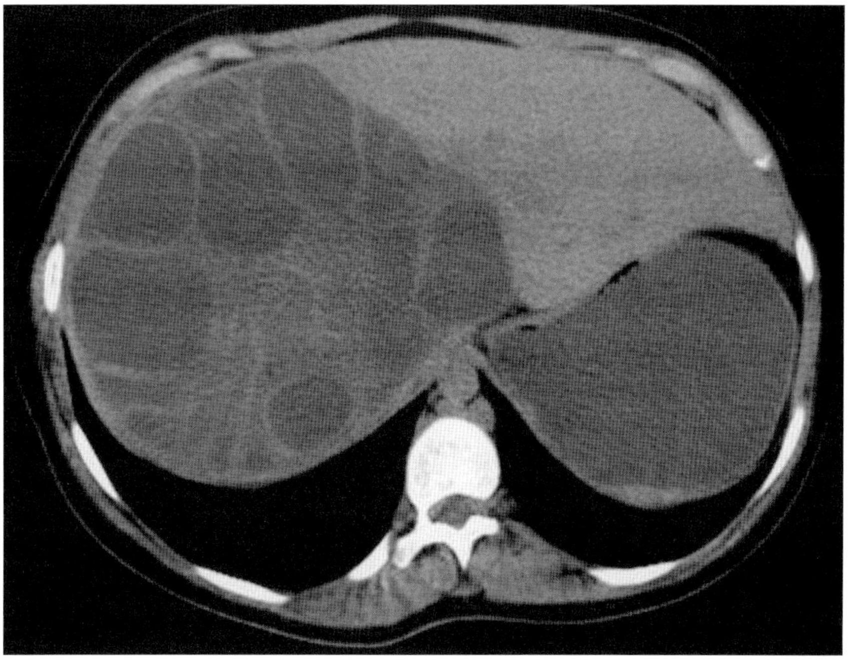

Fig. 16-1. Tomografia computadorizada do abdome sem contraste.

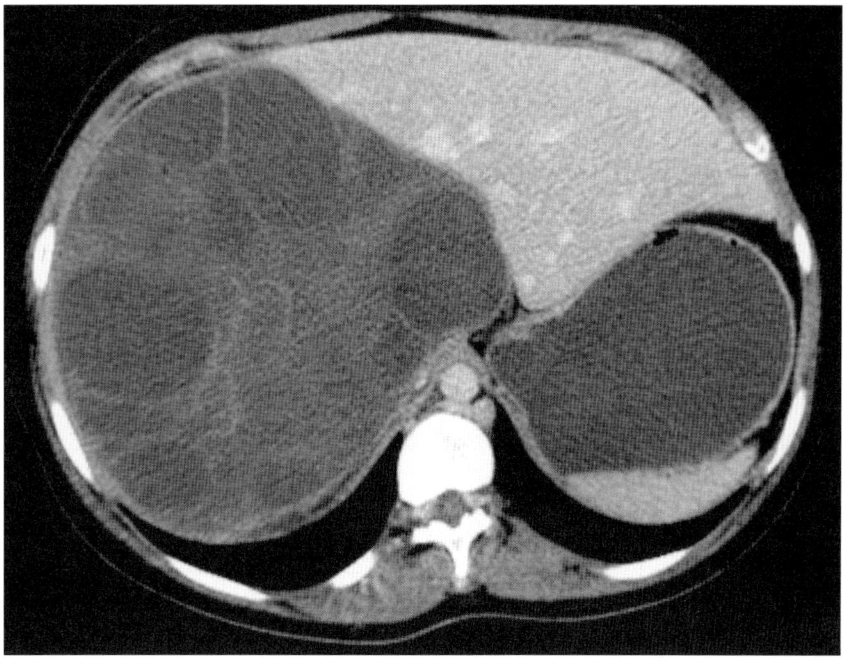

Fig. 16-2. Tomografia computadorizada do abdome com contraste.

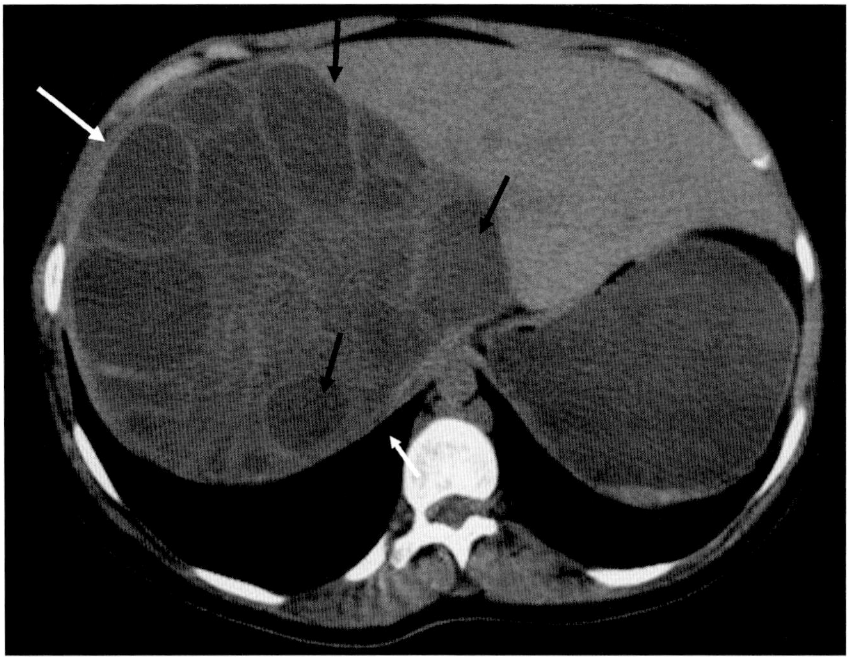

Fig. 16-1. Imagem axial demonstrando volumosa lesão cística no lobo direito (setas brancas), que apresenta múltiplas formações císticas em seu interior (setas pretas).

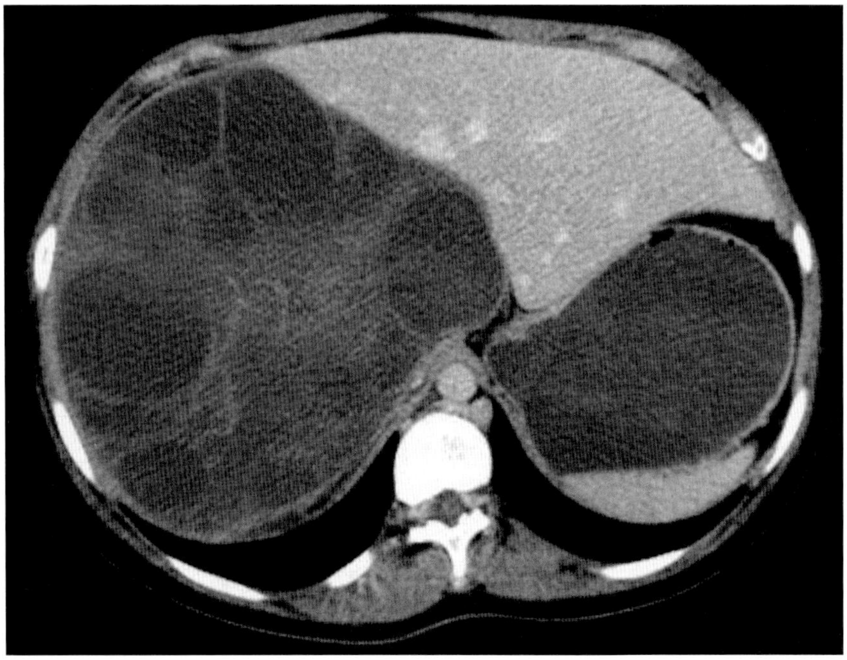

Fig. 16-2. Imagem com contraste demonstrando realce dos septos da lesão.

CASO 16

DIAGNÓSTICO

Hidatidose hepática.

DEFINIÇÃO DA DOENÇA

A hidatidose é uma doença parasitária endêmica em algumas regiões do mundo, causada por vermes do gênero *Echinococcus*. No ciclo de vida do parasita, os cães e outros carnívoros são hospedeiros definitivos e as ovelhas são hospedeiros intermediários. O homem pode ser contaminado ingerindo ovos do parasita.

Após a ingestão de ovos, embriões são liberados no duodeno e passam para a corrente sanguínea no duodeno. O fígado é o órgão mais acometido, seguido do pulmão; juntos representam 90% dos casos. Há envolvimento de outros órgãos, como o baço e os rins, em uma freqüência menor.

ASPECTOS CLÍNICOS E LABORATORIAIS

Existem 4 espécies de *Echinococccus*, 3 delas podendo apresentar-se em humanos. São elas *Echinococcus granulosus,* causando equinococose cística e representando a espécie mais comum, *Echinococcus multilocularis,* que apresenta a forma de equinococose alveolar; e *Echinococcus vogeli*.

Histologicamente, o cisto hidático é composto de 3 camadas: o pericisto, a membrana laminar média e a camada germinativa.

Clinicamente, os pacientes com hidatidose apresentam-se assintomáticos na maioria dos casos, sendo freqüentemente diagnosticados na idade adulta. Sua morbidade está relacionada com a localização dos cistos, como, por exemplo, no acometimento neurológico, bem como com a ruptura do cisto, que pode causar anafilaxia, infecção do cisto ou disfunção dos órgãos acometidos, geralmente por efeito de massa quando os cistos apresentam-se com mais de 5,0 cm.

ACHADOS DE IMAGEM

Os aspectos de imagem são variáveis, podendo ser encontrados cistos simples, cisto com cistos-filhos, cistos com calcificação.

LEITURAS RECOMENDADAS

Mortelé KJ, Ros PR. Cystic focal liver lesions in the adult: differential CT and MR imaging features. *Radiographics* 2001;21:895-910.

Pedrosa I, Saíz A, Arrazola J, Ferreirós J, Pedrosa CS. Hydatid disease: radiologic and pathologic features and complications. *Radiographics* 2000;20:795-817.

Polat P, Kantarci M, Alper F, Suma S, Koruyucu MB, Okur A. Hydatid disease from head to toe. *Radiographics* 2003;23:475-494.

CASO 17

Hye Ju Lee

QUADRO CLÍNICO

Paciente do sexo feminino, 17 anos, com antecedente de pancreatite aguda. Evoluindo com fraqueza, inapetência e emagrecimento de 20 kg em 2 anos.
Apresentava nódulos subcutâneos endurecidos nas nádegas e dor no quadril direito.

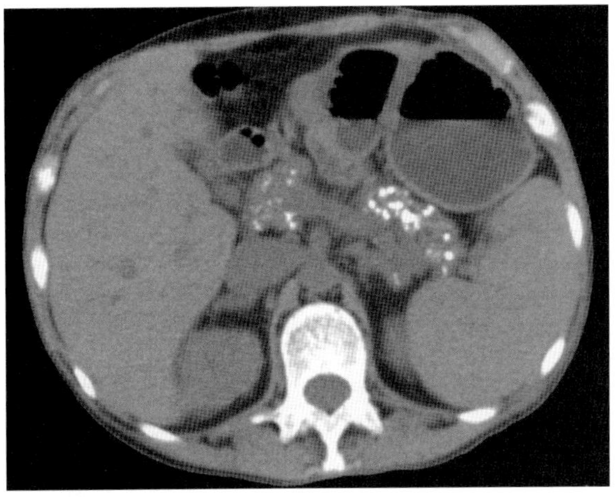

Fig. 17-1. Tomografia computadorizada sem contraste endovenoso.

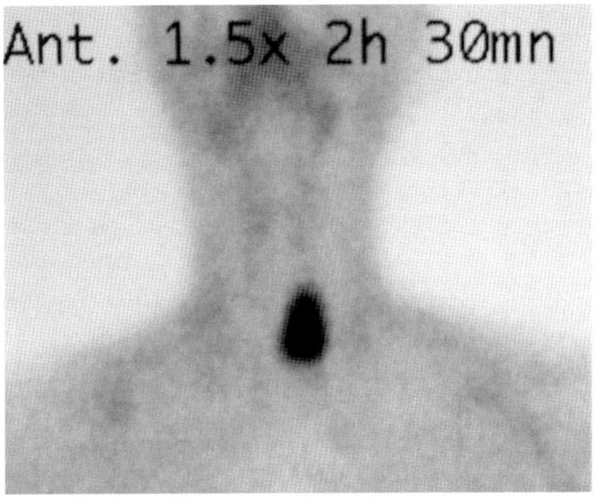

Fig. 17-2. Cintilografia com tecnécio-99.

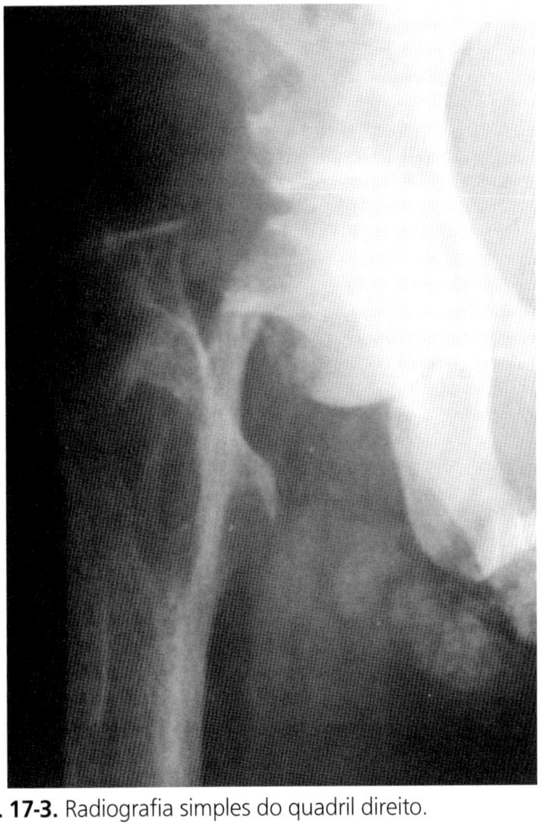

Fig. 17-3. Radiografia simples do quadril direito.

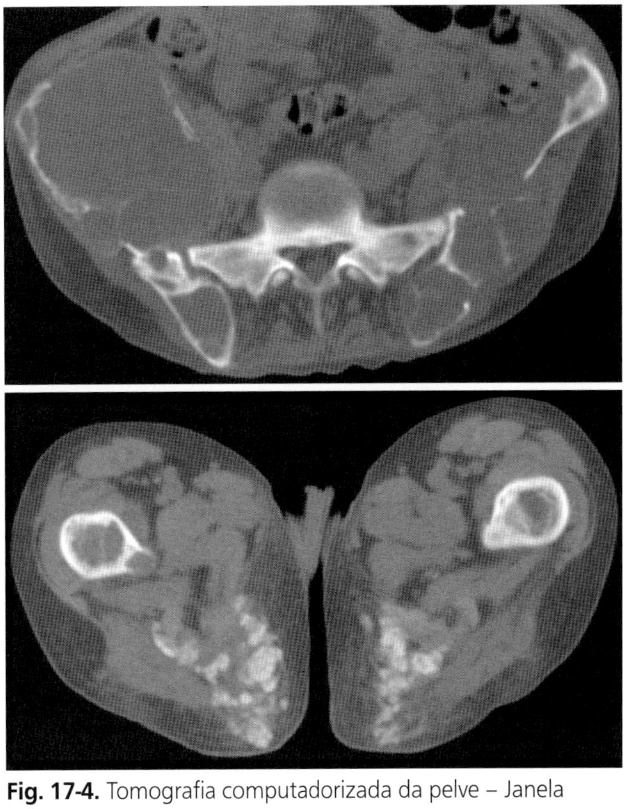

Fig. 17-4. Tomografia computadorizada da pelve – Janela óssea.

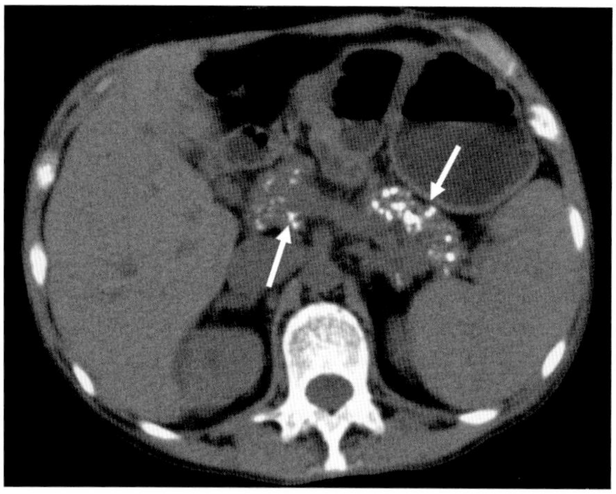

Fig. 17-1. Imagens axiais demonstrando múltiplos cálculos pancreáticos (setas brancas).

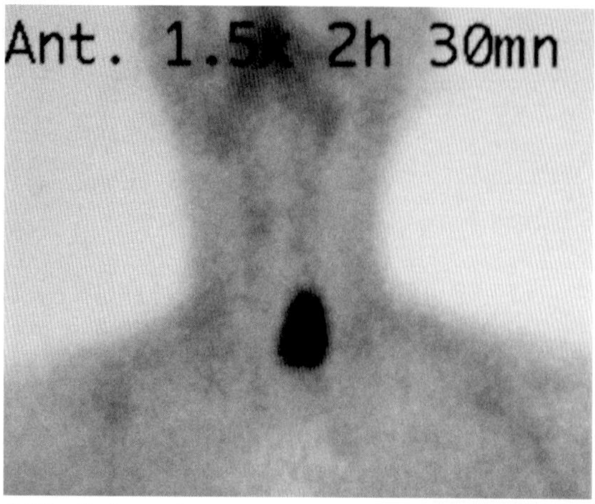

Fig. 17-2. Cintilografia com captação intensa na paratireóide inferior esquerda.

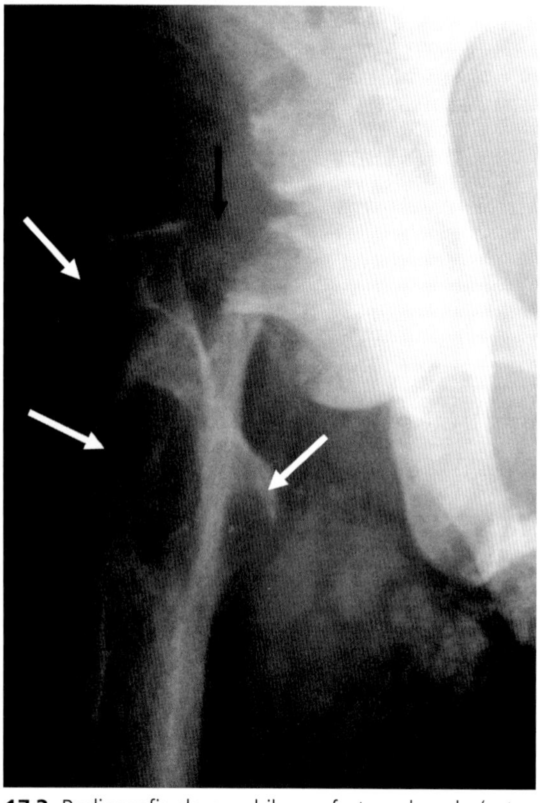

Fig. 17-3. Radiografia do quadril com fratura do colo (seta preta) e múltiplas lesões líticas (setas brancas).

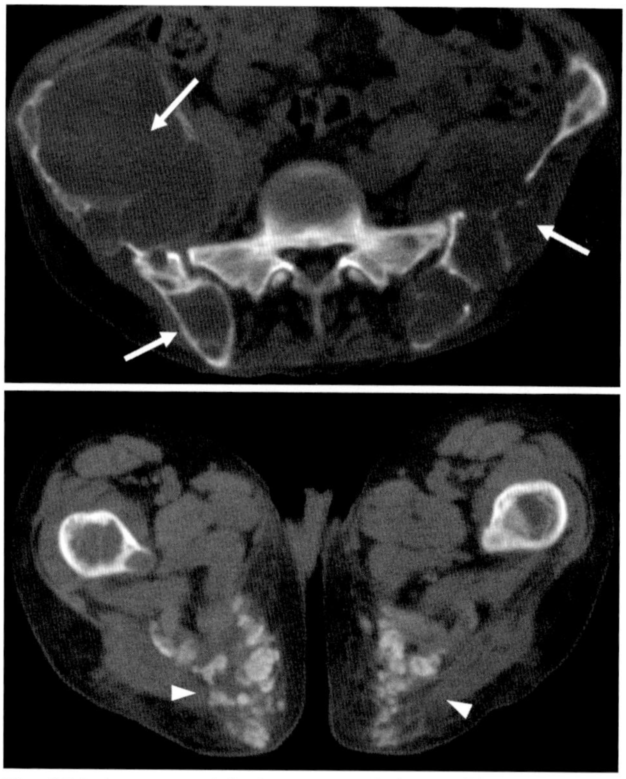

Fig. 17-4. Imagens axiais demonstrando lesões líticas na bacia (setas brancas) e calcificações de partes moles (pontas de seta).

CASO 17

DIAGNÓSTICO

Hiperparatireoidismo primário.

DEFINIÇÃO DA DOENÇA

O hiperparatireoidismo primário consiste no aumento da produção de PTH (paratormônio), sendo comum a sua associação com irradiação local prévia, neoplasia endócrina múltipla tipo I (tumores de paratireóide, hipófise e pâncreas) e tipo IIA (carcinoma medular da tireóide, feocromocitoma e tumor de paratireóide). Sua incidência é maior no sexo feminino, sendo mais comum em adultos e rara na faixa etária pediátrica.

ASPECTOS CLÍNICOS E LABORATORIAIS

A principal causa de hiperparatireoidismo primário é o adenoma de paratireóide (75-80% dos casos), seguida da hiperplasia (15-20% dos casos) e do carcinoma de paratireóide (2% dos casos).

A sintomatologia do hiperparatireoidismo primário é bastante variável, podendo manifestar-se como nefrolitíase, poliúria, depressão, náusea, úlcera péptica ou mesmo pancreatite, que havia sido a manifestação inicial apresentada pela paciente no caso descrito.

A associação do hiperparatireoidismo primário com a pancreatite tem sido descrita desde 1960, sendo o fator causal atribuído à hipercalcemia. Estudos da década de 1960 evidenciam uma associação de até 19% dos casos de hiperparatireoidismo primário com pancreatite, enquanto estudos mais recentes, a partir da década de 1990, evidenciam uma associação de apenas 1%, provavelmente decorrente do diagnóstico e tratamento mais precoces da doença.

O diagnóstico de hiperparatireoidismo primário é feito por meio da dosagem sérica elevada de PTH e de cálcio.

O tratamento consiste na paratireoidectomia, com acompanhamento e controle do perfil metabólico ósseo.

ACHADOS DE IMAGEM

Os estudos de imagem dirigidos para a detecção das paratireóides visam evidenciar aumentos localizados, sendo os métodos mais utilizados a ultra-sonografia e a cintilografia. A tomografia computadorizada e a ressonância magnética podem ser utilizadas, sendo esta última particularmente útil na pesquisa de paratireóide ectópica.

LEITURAS RECOMENDADAS

Kollars J, Zarroug AE, van Heerden J, Lteif A, Stavlo P, Suarez L, *et al.* Primary hyperparathyroidism in pediatric patients. *Pediatrics* 2005;115:974-980.

Shimizu H, Kodama A. Severe acute pancreatitis as a first symptom of primary hyperparathyroid adenoma: a case report. *J Laryngol Otol* 1996;110:602-603.

Tsuboi K, Takamura M, Sato Y, Yokoyama H, Takeuchi M, Igarashi M, *et al.* Severe acute pancreatitis as an initial manifestation of primary hyperparathyroid adenoma in a pediatric patient. *Pancreas* 2007;35(1):100-101.

Minhas Anotações

QUADRO CLÍNICO

Paciente de 25 anos, sexo masculino, com aumento do volume abdominal associado a emagrecimento. Antecedente pessoal: orquiectomia há 2 anos por tumoração testicular à direita (teratoma).

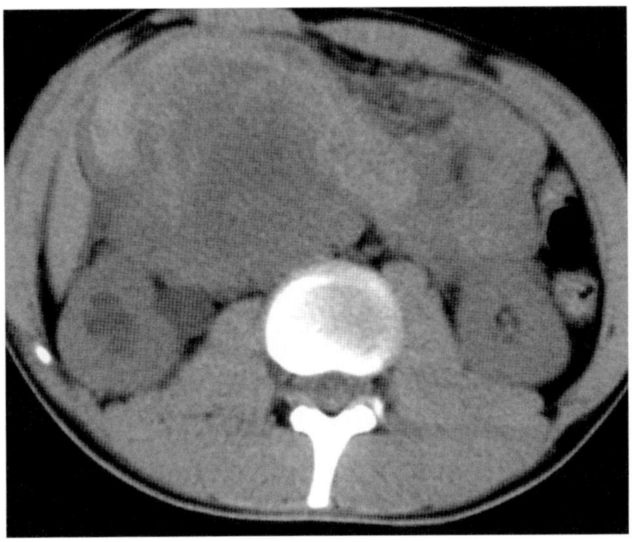

Fig. 18-1. Tomografia computadorizada sem contraste.

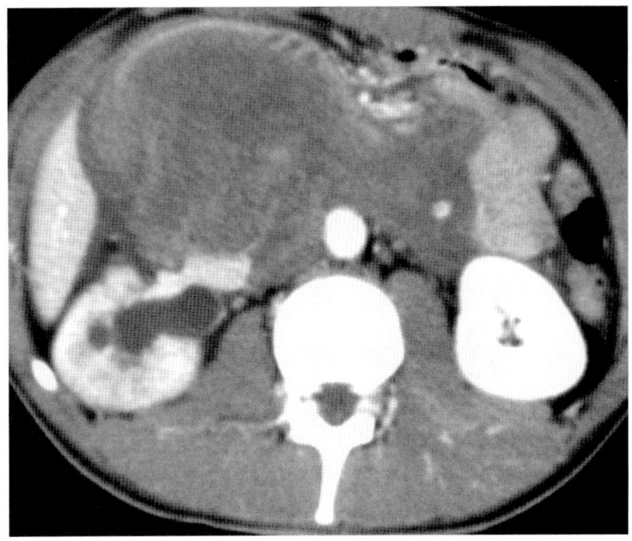

Fig. 18-2. Tomografia computadorizada com contraste.

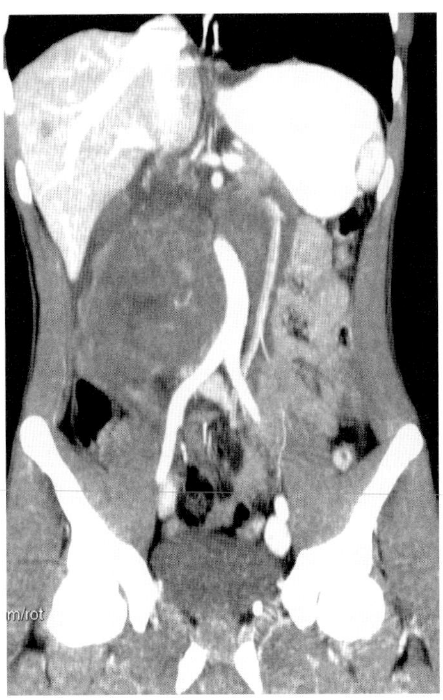

Fig. 18-3. Tomografia computadorizada com contraste – Reformatação coronal.

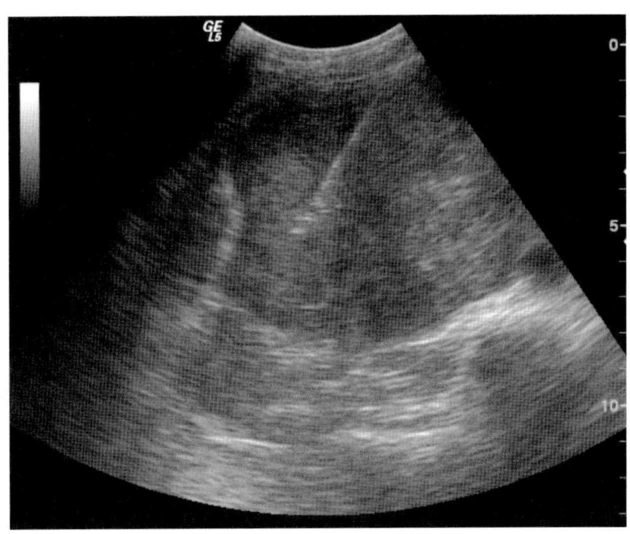

Fig. 18-4. Biopsia da massa guiada por ultra-sonografia.

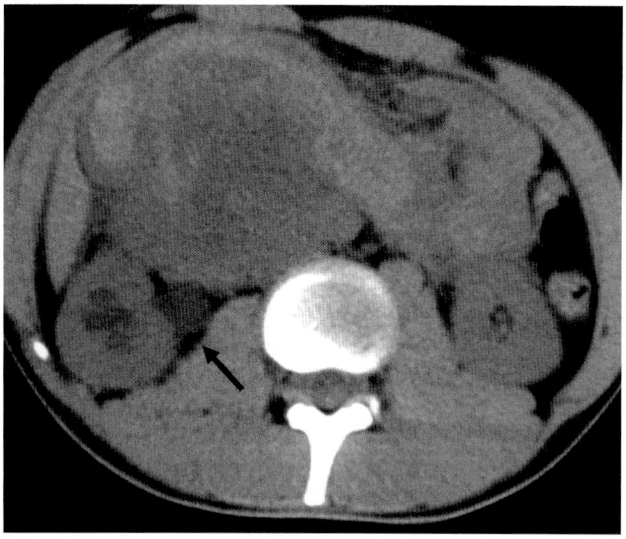

Fig. 18-1. Imagem axial demonstrando volumosa lesão retroperitoneal à direita, com dilatação do sistema coletor deste lado (seta preta).

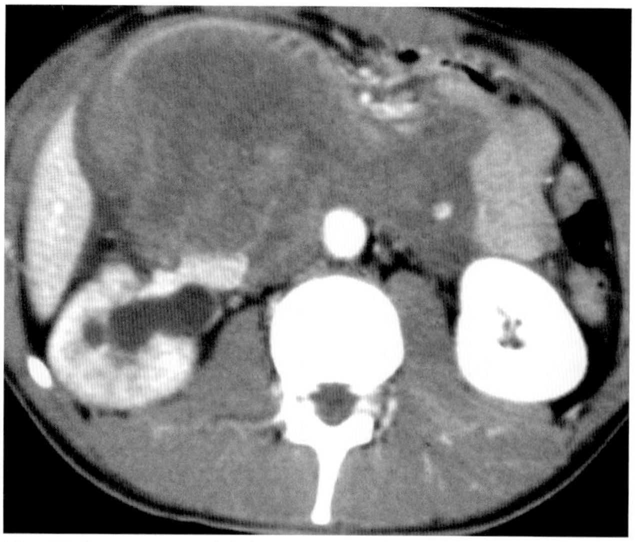

Fig. 18-2. Imagem axial demonstrando realce heterogêneo da lesão retroperitoneal e presença de dilatação do sistema coletor.

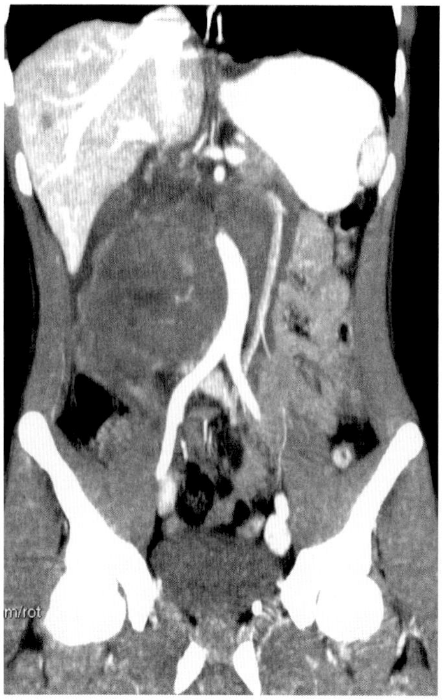

Fig. 18-3. Imagem coronal demonstrando a lesão junto à aorta.

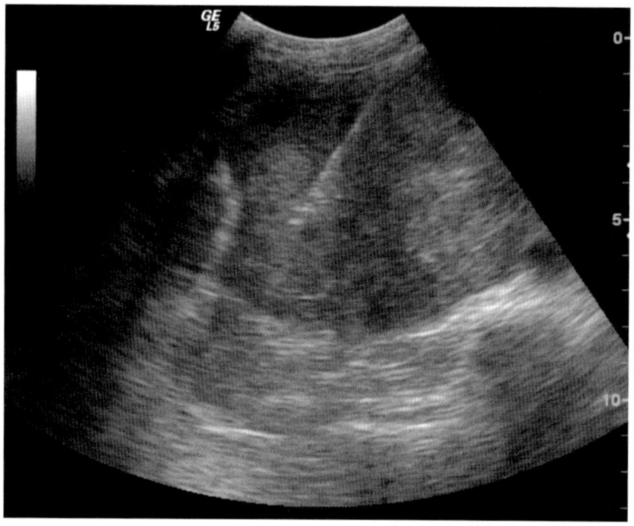

Fig. 18-4. Biopsia da massa guiada por ultra-sonografia.

DIAGNÓSTICO

Teratoma imaturo com metástase para retroperitônio.

DEFINIÇÃO DA DOENÇA

Os tumores testiculares são relativamente raros, correspondendo a 1% das neoplasias em homens. Noventa e cinco por cento dos tumores testiculares são originados das células germinativas, sendo a maioria malignos, os quais dividem-se em seminomatosos, com pico de incidência na quarta década e em não-seminomatosos, com pico de incidência entre 15 e 35 anos.

Os teratomas são tumores de células germinativas não-seminomatosos e correspondem a 40% dos tumores testiculares na infância.

ASPECTOS ANATOMOPATOLÓGICOS

O teratoma é caracterizado histologicamente por ter mais de 1 camada, geralmente as 3 camadas de células germinativas (ectoderme, mesoderme e endoderme). Ele é classificado em maduro, imaturo e com transformação maligna.

Os teratomas maduros são os mais comumente encontrados em crianças e são compostos de tecidos bem diferenciados, tais como tecido neural, feixes musculares, ilhotas de cartilagem, agrupamento de epitélio escamoso, epitélio brônquico e fragmentos de parede intestinal, imersos em um estroma fibroso ou mixóide, com distribuição desorganizada.

Os teratomas imaturos contêm os mesmos elementos do teratoma maduro, mas não completamente diferenciados, podendo ser identificados tecidos embrionários. São intermediários entre o teratoma maduro e o carcinoma embrionário. Apesar de serem claramente malignos, esses tumores podem não exibir aspectos citológicos nítidos de malignidade.

Os teratomas com transformação maligna são derivados de 1 ou mais camadas de células germinativas, mostrando evidências claras de malignidade. Pode haver um foco de carcinoma epidermóide, adenocarcinoma secretor de mucina ou de sarcoma.

Os teratomas imaturos e com transformação maligna são mais comuns em adultos. Como os teratomas maduros benignos são raros em adultos, todos os teratomas em adultos devem ser considerados malignos.

ASPECTOS CLÍNICOS E LABORATORIAIS

Os tumores testiculares podem apresentar-se clinicamente como dor testicular, massa palpável ou aumento do volume testicular, podendo, muitas vezes, ser assintomáticos. A disseminação pode se dar por via linfática ou hematogênica, sendo a metástase linfática usual para linfonodo retroperitoneal e a metástase hematogênica mais comum para pulmão, fígado, ossos e cérebro.

LEITURAS RECOMENDADAS

Cotran RS. *Robbins pathologic basis of disease*. Philadelphia: Saunders, 1989.

Woodward PJ, Sohaey R, O'Donoghue MJ, Green DE. From the archives of the AFIP: tumors and tumorlike lesions of the testis: radiologic-pathologic correlation. *RadioGraphics* 2002;22:189-216.

INRAD

Ultra-Sonografia

Patrícia Akissue de Camargo Teixeira

QUADRO CLÍNICO

Paciente de 57 anos, do sexo masculino, com antecedente de hepatite C e carcinoma hepatocelular (HCC), em tratamento com quimioembolização intra-arterial.

Realizou ultra-sonografia (USG) com injeção do meio de contraste por microbolhas para avaliar a presença de tumor viável.

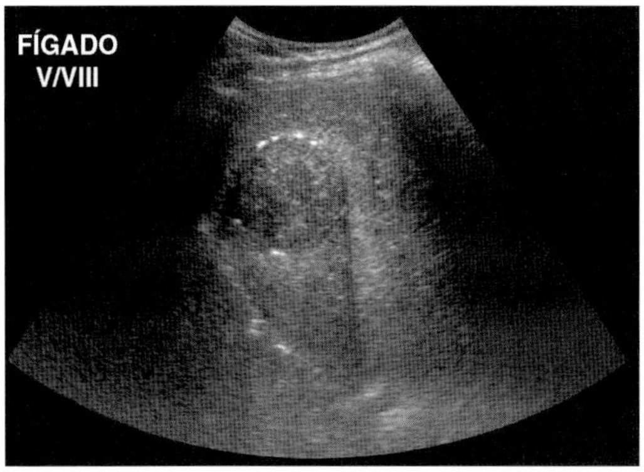

Fig. 19-1. Ultra-sonografia do fígado, modo B, pré-contraste.

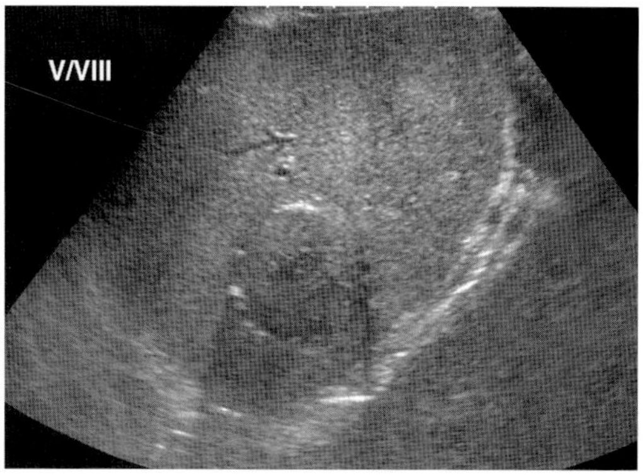

Fig. 19-2. Ultra-sonografia do fígado, modo B, pré-contraste.

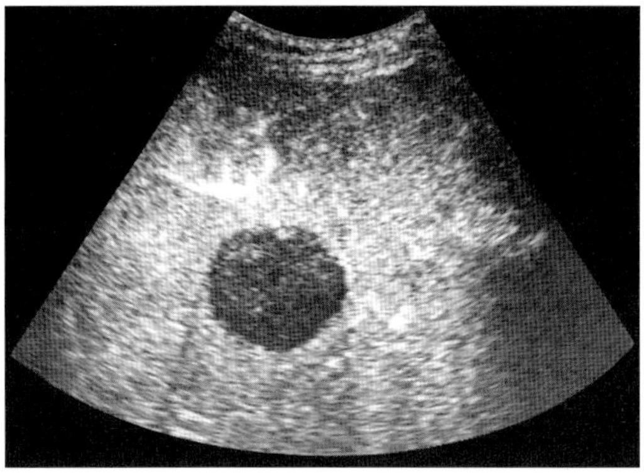

Fig. 19-3. Ultra-sonografia do fígado com contraste, utilizando harmônica com pulso invertido, na fase arterial (47 segundos).

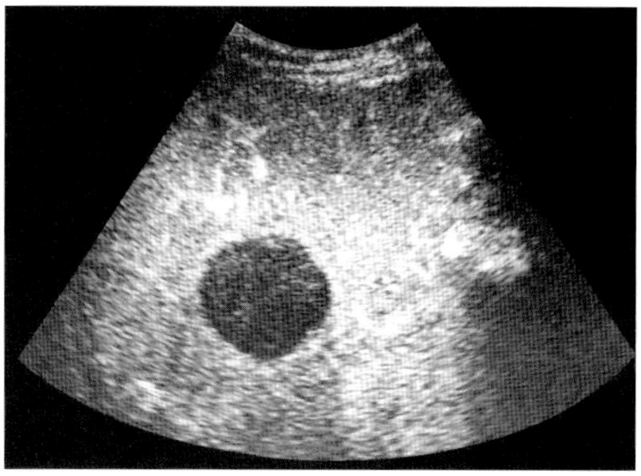

Fig. 19-4. Ultra-sonografia do fígado com contraste, utilizando harmônica com pulso invertido, na fase portal (1 minuto e 2 segundos).

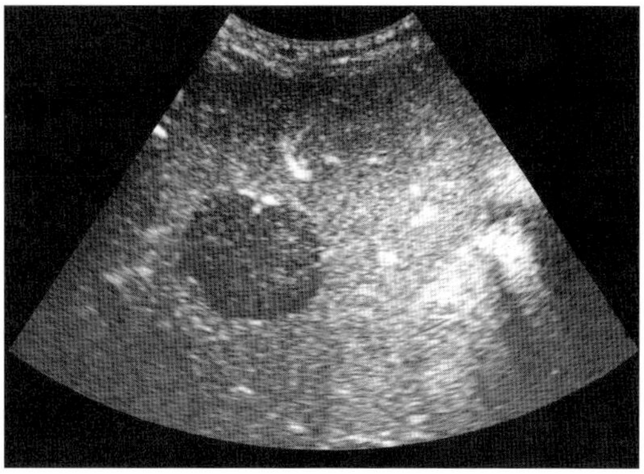

Fig. 19-5. Ultra-sonografia do fígado com contraste, utilizando harmônica com pulso invertido, na fase tardia (2 minutos e 38 segundos).

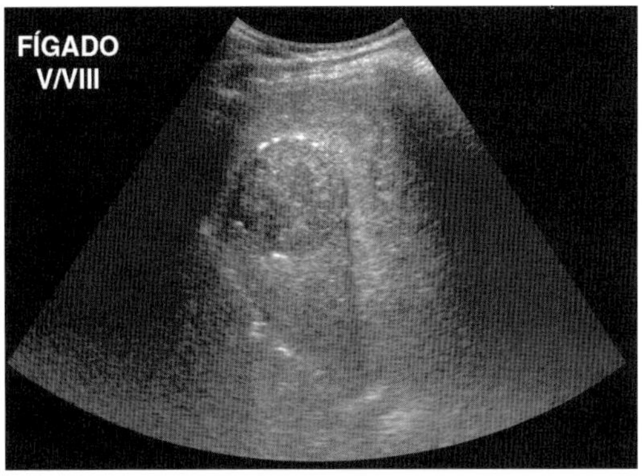

Fig. 19-1. Ultra-sonografia do fígado, modo B, pré-contraste demonstra nódulo isoecogênico, pouco heterogêneo, apresentando pontos hiperecogênicos na sua periferia.

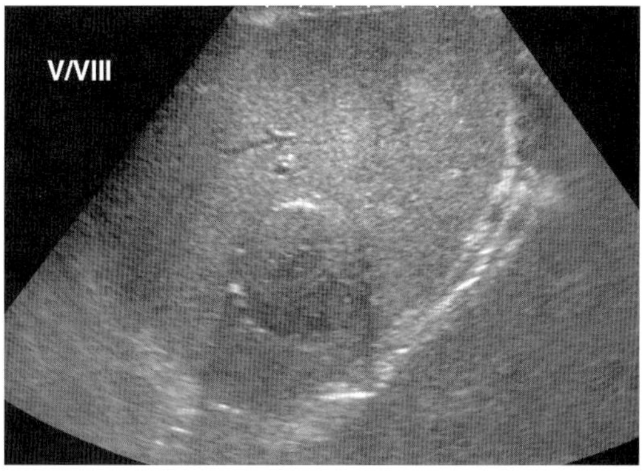

Fig. 19-2. Ultra-sonografia do fígado, modo B, pré-contraste demonstra nódulo isoecogênico, pouco heterogêneo, apresentando pontos hiperecogênicos na sua periferia.

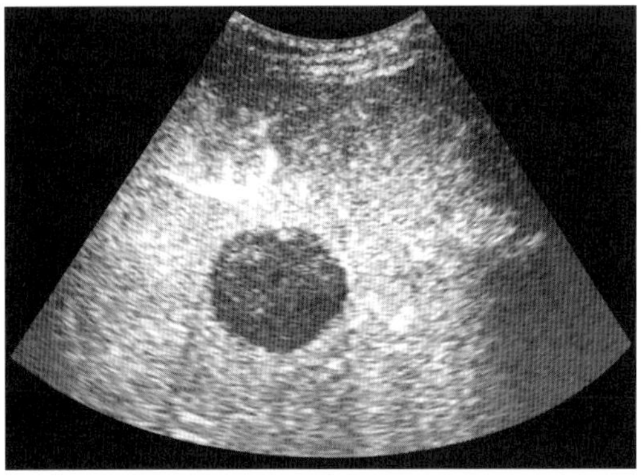

Fig. 19-3. Ultra-sonografia do fígado com contraste, utilizando harmônica com pulso invertido, na fase arterial (47 segundos), observa-se parênquima hepático com realce precoce, não havendo realce da lesão.

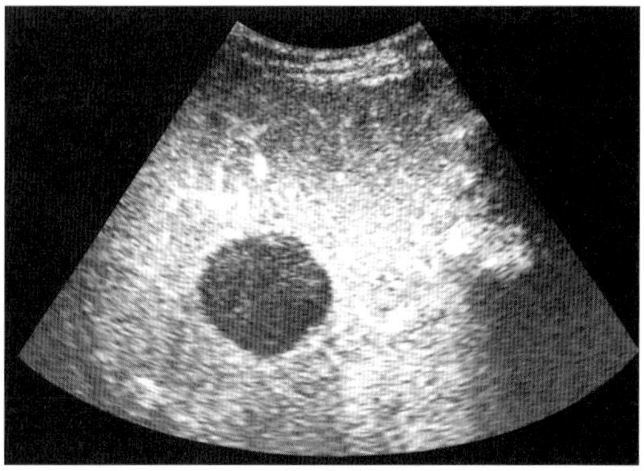

Fig. 19-4. Ultra-sonografia do fígado com contraste, utilizando harmônica com pulso invertido, na fase portal (1 minuto e 2 segundos), observa-se parênquima hepático realçado, sendo que a lesão permanece sem realce.

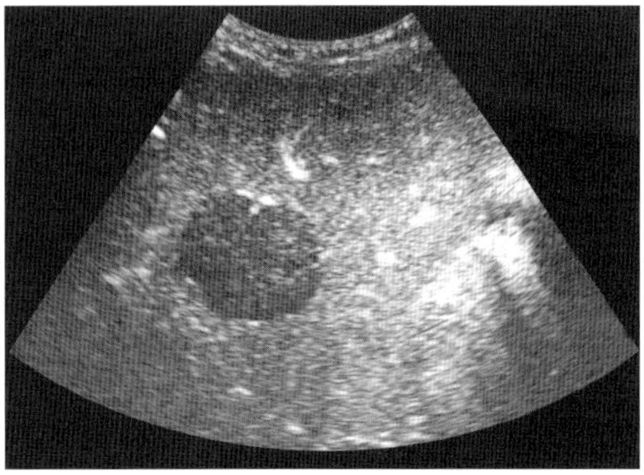

Fig. 19-5. Ultra-sonografia do fígado com contraste, utilizando harmônica com pulso invertido, na fase tardia (2 minutos e 38 segundos), observa-se parênquima hepático já com menor realce e a lesão não apresentou qualquer realce nessa avaliação.

DIAGNÓSTICO

Carcinoma hepatocelular pós-quimioembolização.

DEFINIÇÃO DA DOENÇA

O carcinoma hepatocelular é a lesão primária visceral maligna mais freqüente, e sua incidência mundial vem crescendo, sendo 5 vezes maior no sexo masculino. Associa-se a fatores de risco como álcool e vírus das hepatites B e C, sendo que 5% dos pacientes com cirrose e 10% dos pacientes com hepatite B crônica desenvolvem HCC.

A quimioembolização intra-arterial é considerada um método eficaz para o tratamento do HCC, mas é difícil ocorrer necrose completa do tumor apenas com 1 sessão. Os métodos de imagem são utilizados para avaliar a presença de vascularização residual no tumor, que se correlaciona com a presença de tumor viável e com a necessidade de tratamento adicional.

ACHADOS DE IMAGEM

A tomografia computadorizada é um método limitado para avaliação de vascularização residual intratumoral, pois o óleo iodizado (lipiodol) utilizado no procedimento de embolização é hiperatenuante e demora de 3 a 4 semanas para ser eliminado, obscurecendo a avaliação tomográfica do tumor.

USG com contraste por microbolhas tem sido utilizada por alguns autores na avaliação da vascularização de nódulos de carcinoma hepatocelular tratados com quimioembolização intra-arterial, sendo descrito em estudos uma sensibilidade de 88 a 93% e uma especificidade de 100% na avaliação de vascularização residual em HCC tratado com quimioembolização.

À USG com contraste por microbolhas, os nódulos do carcinoma hepatocelular são hipervascularizados, com realce precoce na fase arterial e clareamento da lesão na fase portal (*wash out* da lesão). Dessa forma, a lesão fica hipoecogênica com relação ao parênquima hepático adjacente na fase portal; entretanto, após o tratamento com quimioembolização, os nódulos não devem realçar na fase arterial, como no caso acima descrito.

A vantagem desse método com relação à tomografia é que o lipiodol não distorce sua interpretação, permitindo a detecção de tumor viável logo após o procedimento de quimioembolização. Entretanto, é necessário ressaltar que a USG é um método operador-dependente, tendo limitações quanto à janela acústica, sendo difícil acessar nódulos hepáticos situados posteriormente em fígados esteatóticos ou junto ao domo hepático.

LEITURAS RECOMENDADAS

Burns PN, Wilson SR. Focal liver masses: enhancement patterns on contrast-enhanced images – Concordance of US scans with CT scans and MR images. *Radiology* 2006;242:162-174.

Kim HJ, Kim TK, Kim PN, Kim AY, Ko EY, Kim KW, *et al.* Assessment of the therapeutic response of hepatocellular carcinoma treated with transcatheter arterial chemoembolization: comparison of contrast-enhanced sonography and 3-phase computed tomography. *J Ultrasound Med* 2006 Apr;25(4):477-86.

INRAD

Pediatria

Leandro Hideki Otani

QUADRO CLÍNICO

Paciente de 12 anos, do sexo feminino, com história de convulsões e discreto retardo mental, internado no serviço de neurocirurgia para programação de exérese de tumor cerebral localizado no ventrículo lateral esquerdo. A ressecção foi realizada sem intercorrências, e o anatomopatológico revelou um astrocitoma de células gigantes. Durante a mesma internação, foi realizado uma ultra-sonografia de vias urinárias para avaliar o acometimento renal pela doença de base.

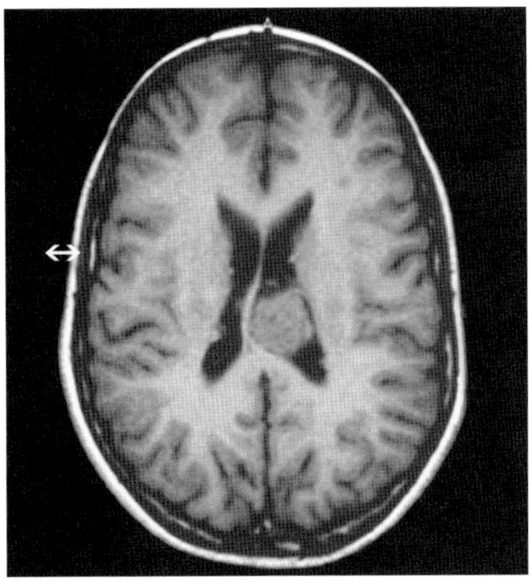

Fig. 20-1. Ressonância magnética – Imagem axial pesada em T1.

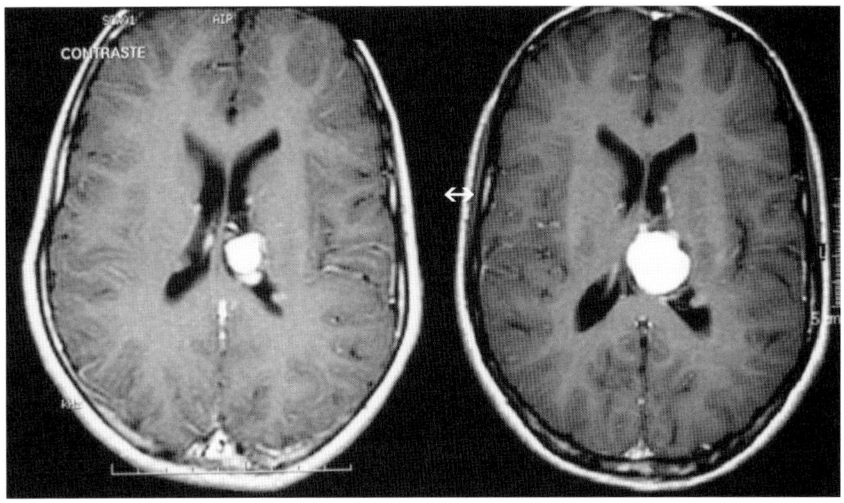

Fig. 20-2. Ressonância magnética – Imagens axiais pesadas em T1 pós-gadolínio. Comparação entre os exames de março/2005 e março/2007.

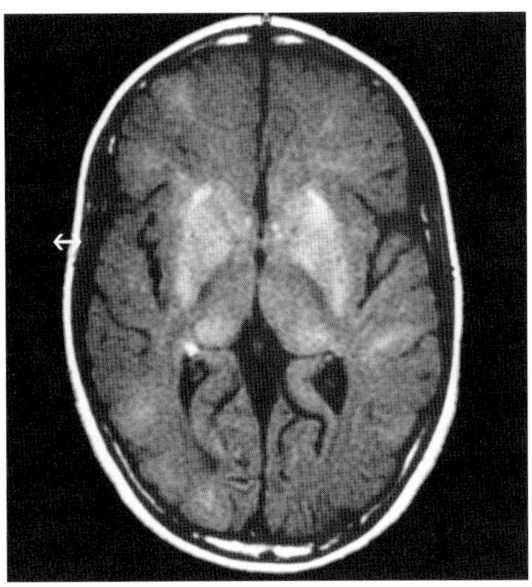

Fig. 20-3. Ressonância magnética – Imagem axial pesada em T1 com pulso de transferência de magnetização (T1MTC) com contraste.

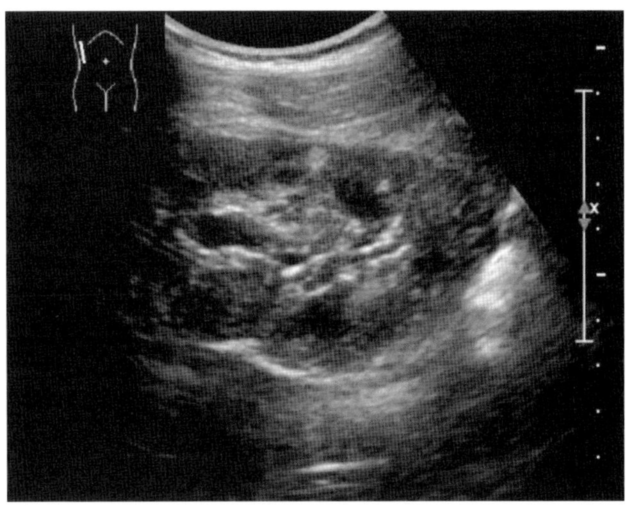

Fig. 20-4. Ultra-sonografia de vias urinárias – Rim direito.

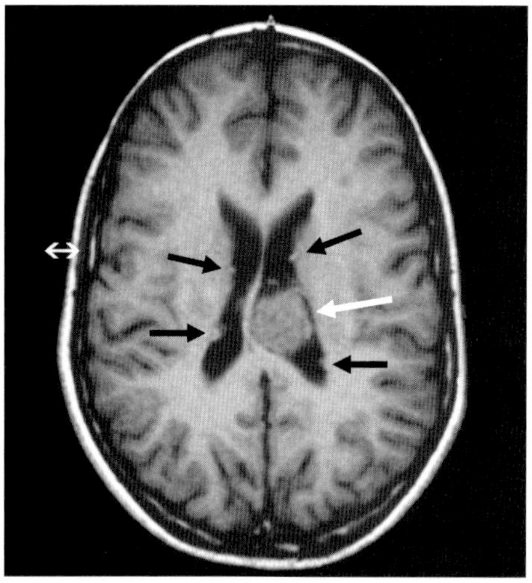

Fig. 20-1. Ressonância magnética – Imagem axial pesada em T1 demonstra lesão expansiva arredondada com médio sinal no corpo do ventrículo lateral esquerdo, exercendo leve efeito de massa (seta branca). Há, também, pequenos nódulos subependimários nas paredes ventriculares (setas pretas).

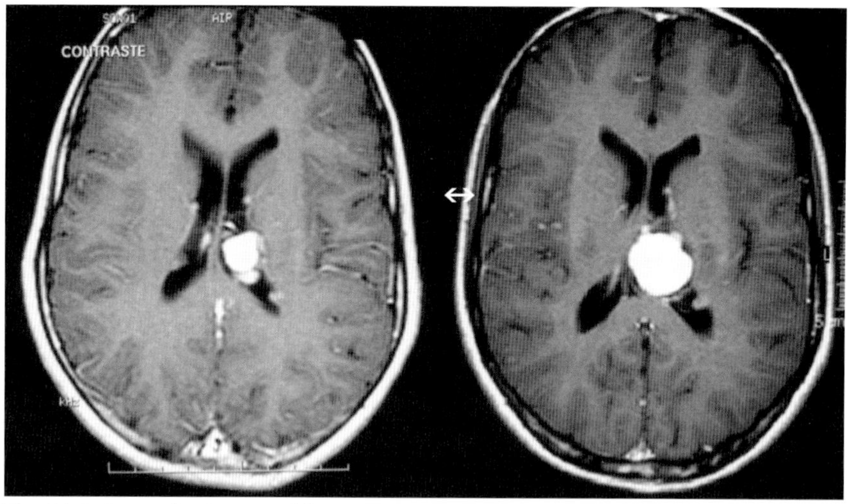

Fig. 20-2. Ressonância magnética – Imagens axiais pesadas em T1 pós-gadolínio. Comparação entre os exames de março/2005 e março/2007. Observa-se intenso realce pós-gadolínio da lesão no ventrículo lateral esquerdo, que apresentou crescimento significativo no período. Verifica-se, ainda, realce pelo contraste dos nódulos subependimários.

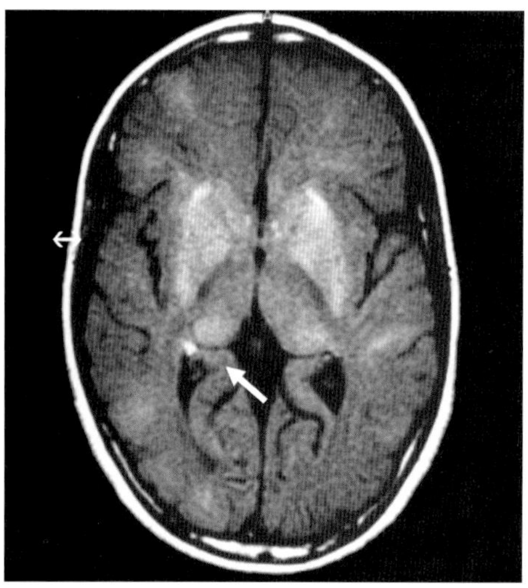

Fig. 20-3. Ressonância magnética – Imagem axial em T1MTC com contraste demonstra focos de hipersinal córtico-subcorticais e pequeno nódulo subependimário com hipersinal no corno posterior do ventrículo lateral direito (seta).

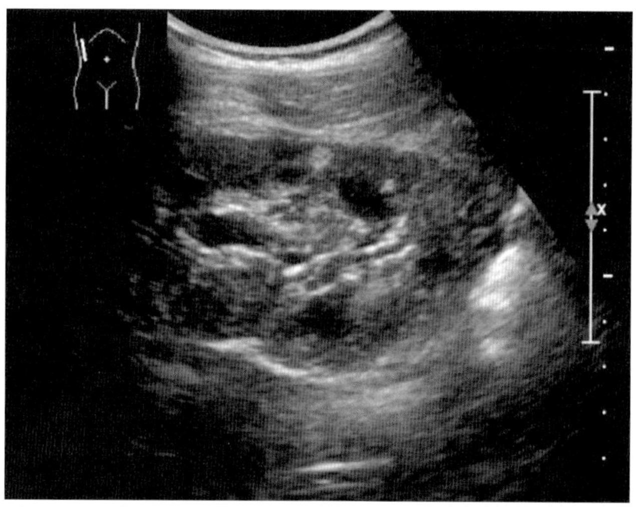

Fig. 20-4. Ultra-sonografia de vias urinárias – Rim direito demonstra pequenos nódulos hiperecogênicos, bem delimitados, no parênquima renal.

DIAGNÓSTICO

Esclerose tuberosa.

DEFINIÇÃO DA DOENÇA

A esclerose tuberosa, também conhecida como doença de Bourneville, é uma doença neurocutânea (facomatose) caracterizada por transformações hamartomatosas em múltiplos órgãos (cérebro, rins, pulmão, pele).

ASPECTOS ANATOMOPATOLÓGICOS

Os achados à histologia na esclerose tuberosa podem dividir-se de acordo com o órgão acometido:

- *Cérebro*: o acometimento clássico da esclerose tuberosa no sistema nervoso central inclui os nódulos subependimários, os túberes corticais, as lesões de substância branca e o astrocitoma subependimário de células gigantes. Os nódulos subependimários estão presentes em cerca de 80% dos pacientes acometidos pela doença, são compostos primariamente por astrócitos e são tipicamente benignos, com tendência a calcificarem com a evolução. Os túberes corticais são compostos por neurônios dismórficos/desorganizados ocupando a região cortical. Múltiplos achados histológicos têm sido relatados para as lesões de substância branca, como, por exemplo, defeitos de mielinização, gliose ou hamartomas. Já o astrocitoma de células gigantes é um glioma de baixo grau, com crescimento lento, que tipicamente se origina da cabeça do núcleo caudado.
- *Rins:* tipicamente ocorrem os angiomiolipomas (tumores benignos compostos por uma quantidade variável de vasos, músculo e gordura), que, nessa doença, são caracteristicamente múltiplos e bilaterais; e os cistos renais.
- *Pulmão:* em cerca de 1-2% dos casos ocorrem alterações pulmonares significativas, cuja manifestação mais típica é a linfangioleiomiomatose. Os achados anatomopatológicos incluem múltiplos cistos de pequenas dimensões difusos por todo o parênquima pulmonar.
- *Coração:* os rabdomiomas cardíacos (hamartomas benignos) acometem cerca de 50% dos pacientes com esclerose tuberosa, sendo que a grande maioria apresenta regressão na idade adulta.
- *Osso:* presente em cerca de 50% dos pacientes, os achados mais comuns incluem neoformação óssea e cistos nos metatarsos, nos metacarpos e nas falanges.

ASPECTOS CLÍNICOS E LABORATORIAIS

A tríade clássica descrita para a esclerose tuberosa ocorre em cerca de 1/3 dos casos e é composta por retardo mental, convulsões e o adenoma sebáceo. Sabe-se, porém, que o termo adenoma sebáceo é incorreto, já que não se trata de um adenoma e as lesões não ocorrem nas glândulas sebáceas, sendo mais correto caracterizá-las como angiofibromas faciais. Outras lesões cutâneas típicas da esclerose tuberosa são as placas fibrosas no couro cabeludo, os fibromas subungueais e as máculas hipocrômicas. A oftalmoscopia pode detectar os hamartomas da retina, presentes em 50% dos casos. Em geral, essas lesões são assintomáticas.

Os angiomiolipomas renais apresentam crescimento com o passar dos anos, e os maiores que 4 cm têm maior risco de sangramento. A distorção do parênquima pelo crescimento e pela multiplicidade também podem levar à insuficiência renal progressiva.

Os rabdomiomas cardíacos em geral são assintomáticos, podendo apresentar-se com arritmia ou disfunção ventricular se forem maiores.

Já a linfangioleiomiomatose pode apresentar-se por dispnéia importante, hemoptise ou pneumotórax espontâneo.

As lesões ósseas são tipicamente assintomáticas.

ACHADOS DE IMAGEM

1. **Cérebro:** os túberes corticais apresentam-se como áreas corticais de atenuação reduzida na tomografia. À RM, mostram um hipo ou isossinal nas seqüências ponderadas em T1 e um hipersinal em T2, sendo que apenas 10% apresentam realce. As lesões da substância branca são mais bem caracterizadas em T2, onde se apresentam como bandas de hipersinal, com forma linear ou em cunha. Os nódulos subependimários apresentam sinal igual à da substância branca na RM, com realce em cerca de 30% dos casos. Caracteristicamente apresentam tendência à calcificação com o avançar da idade, o que é mais bem evidenciado na TC. O astrocitoma de células gigantes apresenta-se como um nódulo localizado na região do forame de Monro, com realce heterogêneo e com crescimento em exames subseqüentes.
2. **Rins:** o achado renal mais característico da esclerose tuberosa são os angiomiolipomas, que, nessa doen-

ça, são bilaterais e múltiplos. Sua apresentação aos exames de imagem depende do componente predominante em sua composição (vasos, gordura ou músculo). O achado mais típico é de um nódulo de limites bem definidos e com conteúdo de gordura, sendo hiperecogênico ao ultra-som, hipoatenuante na TC e com hipersinal em T1 à RM, com perda do sinal nas seqüências com supressão de gordura. Com a progressão da doença, os angiomiolipomas crescem, havendo distorção do parênquima renal. Outro achado característico é a presença de cistos renais.

3. **Pulmão:** a linfangioleiomiomatose é mais bem evidenciada na TC de alta resolução, onde se caracterizam múltiplos cistos de paredes finas, distribuídos equalitariamente por todo o parênquima pulmonar bilateralmente. O pneumotórax é uma complicação conhecida dessa condição.
4. **Coração:** os rabdomiomas cardíacos mostram-se como lesões de contornos bem definidos, ovóides, múltiplos, localizados mais freqüentemente nos ventrículos.
5. **Osso:** a manifestação óssea mais comum é a esclerose óssea, tipicamente nos ossos da pelve. Reação periosteal de aspecto não-agressivo é comum nos ossos longos, nos metacarpos, nos metatarsos e nas falanges. Cistos ósseos podem ocorrer, geralmente nos ossos das mãos.

LEITURAS RECOMENDADAS

Bell DG, King BF, Hattery RR, Charboneau JW, Hoffman AD, Houser OW. Imaging characteristics of tuberous sclerosis. *American Journal of Roentgenology* 1991;156:1081-1086.

Crino PB, Nathanson KL, Henske EP. The tuberous sclerosis complex. *New England Journal of Medicine* 2006;355(13):1345-1356.

Evans JC, Curtis J. The radiological appearances of tuberous sclerosis. *The British Journal of Radiology* 2000;73:91-98.

Lonergan GJ, Smirniotopoulos JG. Case 64: tuberous sclerosis. *Radiology* 2003;229:385-388.

QUADRO CLÍNICO

Paciente do sexo feminino, 17 anos, natural e procedente de São Paulo. Antecedente de pneumonias de repetição desde os 5 anos de idade, com evolução para tosse crônica produtiva, sinusites e otites de repetição.

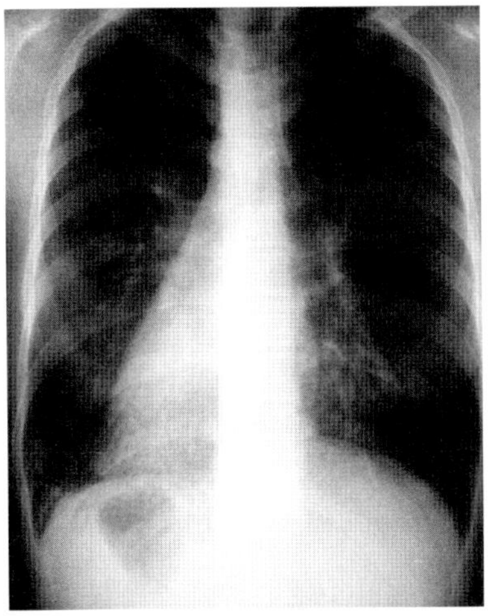

Fig. 21-1. Radiografia de tórax PA.

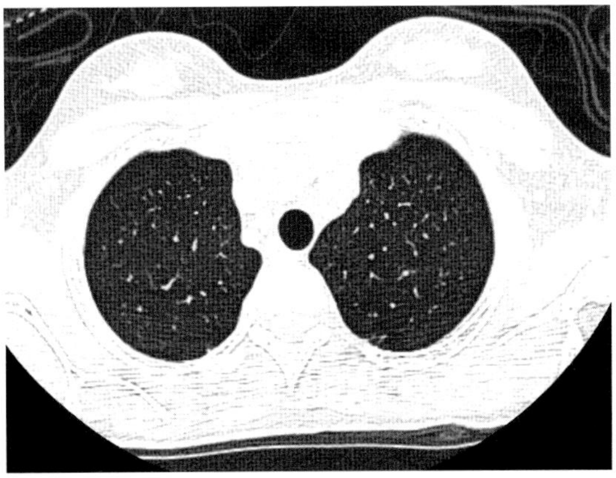

Fig. 21-2. Tomografia computadorizada – Janela pulmonar.

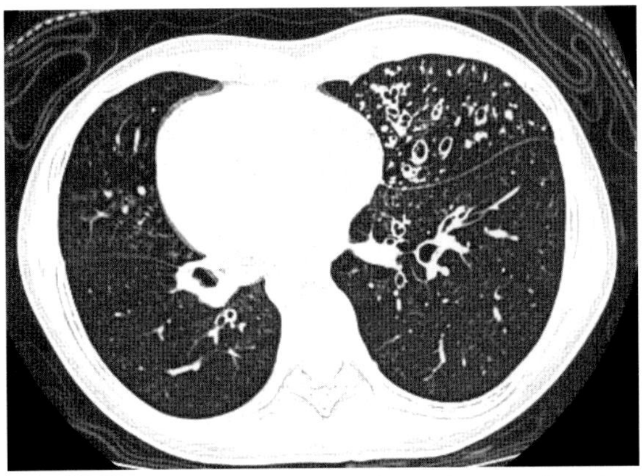

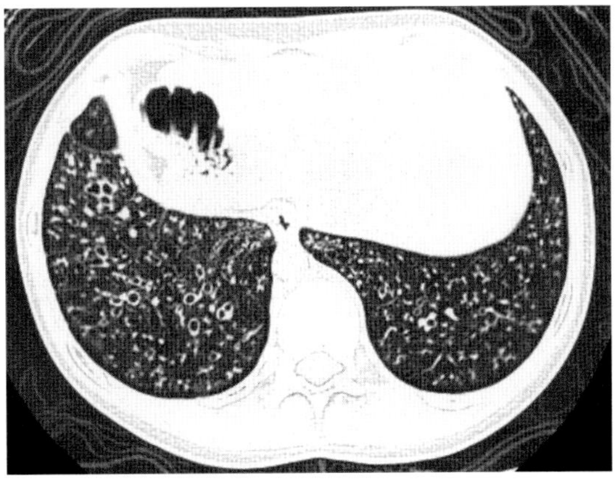

Figs. 21-3 e 21-4. Tomografia computadorizada – Janela pulmonar.

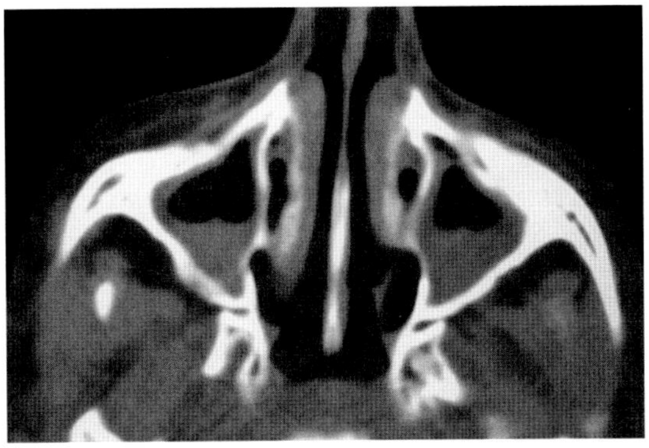

Fig. 21-5. Tomografia computadorizada dos seios paranasais, corte axial, janela de partes moles.

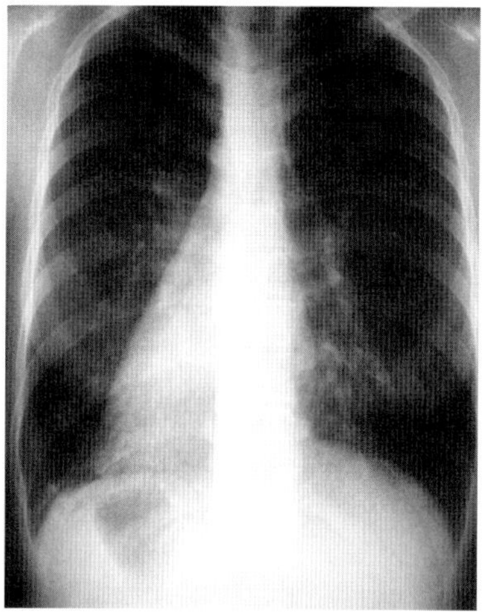

Fig. 21-1. Radiografia de tórax PA – *Situs inversus totalis*. Opacidades lineares, arredondadas e areolares paracardíaca e basais bilaterais. Pulmões hipertransparentes.

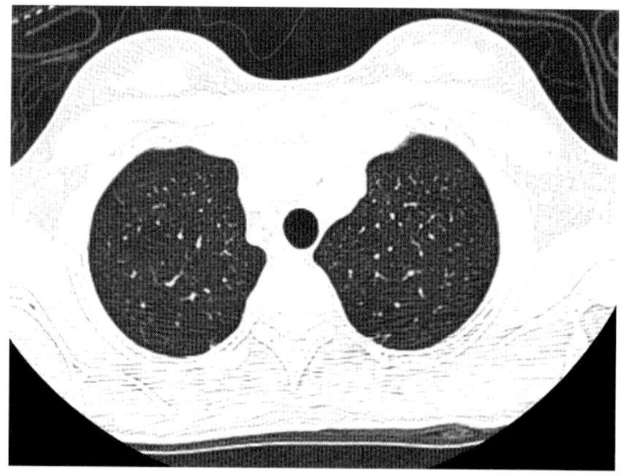

Fig. 21-2. Tomografia computadorizada – Janela pulmonar apical, sem alterações significativas.

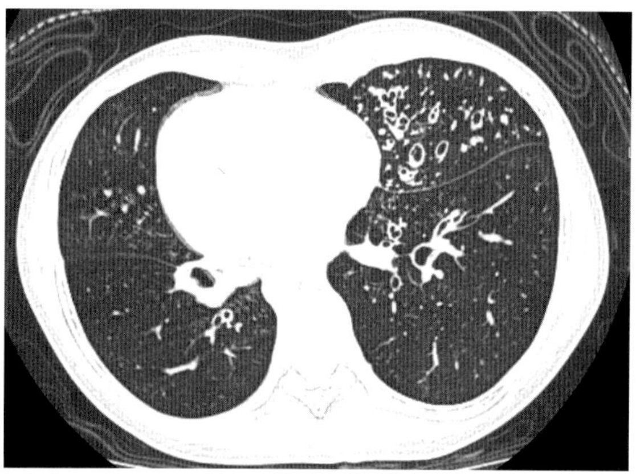

Fig. 21-3. Tomografia computadorizada – Janela pulmonar: espessamento e dilatação brônquicas.

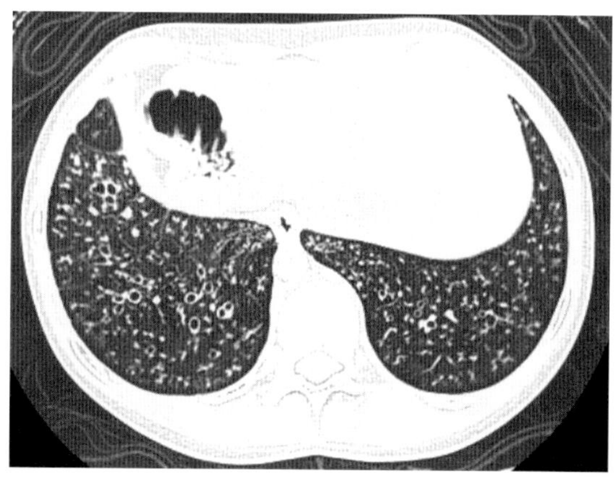

Fig. 21-4. Tomografia computadorizada – Janela pulmonar: imagens com padrão de "árvore em brotamento" caracterizando bronquiolectasias com conteúdo.

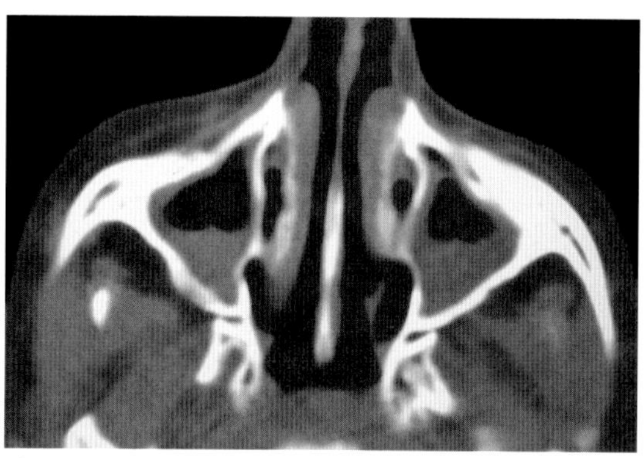

Fig. 21-5. Tomografia computadorizada dos seios paranasais, corte axial, janela de partes moles – Espessamento do revestimento mucoso dos antros maxilares, com nível hidroaéreo.

CASO 21

DIAGNÓSTICO

Síndrome de Kartagener.

DEFINIÇÃO DA DOENÇA

A síndrome de Kartagener caracteriza-se pela tríade de *situs inversus*, bronquiectasias e sinusites. Ocorre em pacientes com discinesia ciliar primária, que é uma doença autossômica recessiva, com freqüência estimada entre 1/12.000 e 1/60.000, acometendo igualmente homens e mulheres.

ASPECTOS ANATOMOPATOLÓGICOS

Na discinesia ciliar primária, há um defeito na ultra-estrutura ciliar causando disfunção no movimento ciliar habitual. Acredita-se que a função ciliar normal tenha um papel na rotação visceral durante o desenvolvimento embrionário. Em pacientes com discinesia ciliar, a rotação ocorre ao acaso, ocorrendo com freqüência aproximada de 50% de casos com *situs solitus* e 50% de *situs inversus*. Porém, estudos recentes têm demonstrado freqüência maior de cardiopatias congênitas e *situs ambiguous* nessa patologia.

ASPECTOS CLÍNICOS E LABORATORIAIS

O comprometimento do clareamento mucociliar, decorrente da perda do batimento ciliar normal, leva à retenção de secreções e predispõe a infecção do trato respiratório alto e baixo, causando pneumonias, otites e sinusites de repetição. As infecções pulmonares acabam por lesar a parede brônquica, promovendo o surgimento de bronquiectasias.

Os pacientes do sexo masculino apresentam infertilidade, pois o flagelo do espermatozóide possui a mesma estrutura dos cílios, estando com mobilidade prejudicada nesta patologia.

ACHADOS DE IMAGEM

Radiografias ou tomografias de tórax mostram *situs inversus* (Fig. 21-1) em pacientes com a tríade de Kartagener, hiperinsuflação, atelectasias e consolidações em episódios infecciosos, espessamento de paredes brônquicas e dilatação brônquica e bronquiolar (Figs. 21-3 e 21-4). As bronquiectasias costumam acometer principalmente os lobos inferiores e o lobo médio anatômico, poupando os ápices (Fig. 21-2). Essa distribuição é importante na diferenciação com a fibrose cística, principalmente na ausência do *situs inversus*, já que a fibrose cística tem apresentação clínica e radiológica semelhante, porém costuma acometer os ápices bilateralmente.

À tomografia computadorizada de seios paranasais, o principal achado é de espessamento mucoso e opacificação dos seios paranasais (Fig. 21-5).

O diagnóstico pode ser auxiliado por exames como o teste da sacarina e a dosagem de óxido nítrico nasal. O exame diagnóstico de escolha é a análise ultra-estrutural dos cílios de amostras de mucosa respiratória com microscopia eletrônica.

Os pacientes com discinesia ciliar primária apresentam bom prognóstico, com os sintomas geralmente regredindo na segunda década de vida. Na ausência de malformação congênita e tratamento baseado em antibioticoterapia, imunizações, fluidificação das secreções respiratórias e fisioterapia, os pacientes têm expectativa de vida normal.

LEITURAS RECOMENDADAS

Cartier Y, Kavanagh PV, Johkoh T, *et al.* Bronchiectasis: accuracy of high-resolution CT in the differentiation of specific diseases. *AJR* 1999;173:47-52.

Kennedy MP, Noone PG, Leigh MW, *et al.* High-resulution CT in patients with primary ciliary dyskinesia. *AJR* 2007;188:1232-1238.

Kennedy MP, Omran H, Leigh MW, *et al.* Congenital heart disease and other heterotaxic defects in a large cohort of patients with primary ciliary diskinesia. *Circulation* 2007;115:2814-2821.

Nadel HR, Stringer DA, Levison H, *et al.* The Immotilia Cilia Syndrome: radiological manifestations. *Radiology* 1985;154:651-655.

Minhas Anotações

QUADRO CLÍNICO

Paciente de 1 mês e 1 dia de vida, sexo masculino, com múltiplas fraturas em ossos longos desde o nascimento. Além disso, apresentava face triangular e escleras azuis.

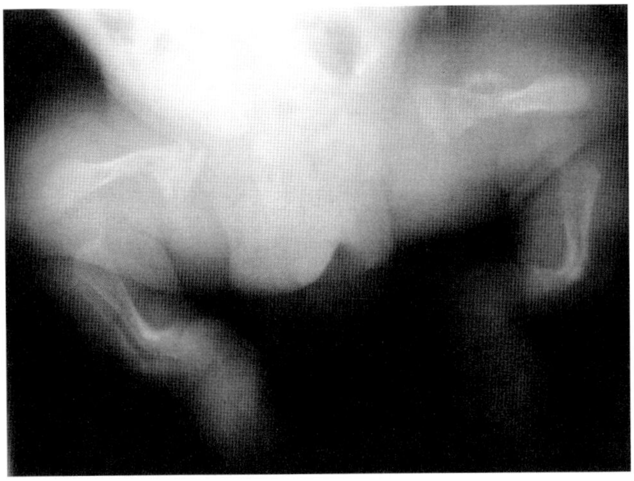

Fig. 22-1. Radiografia de bacia.

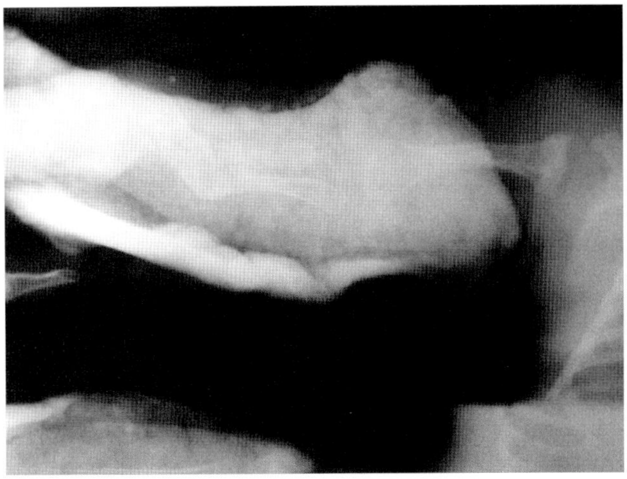

Fig. 22-2. Radiografia do membro superior direito.

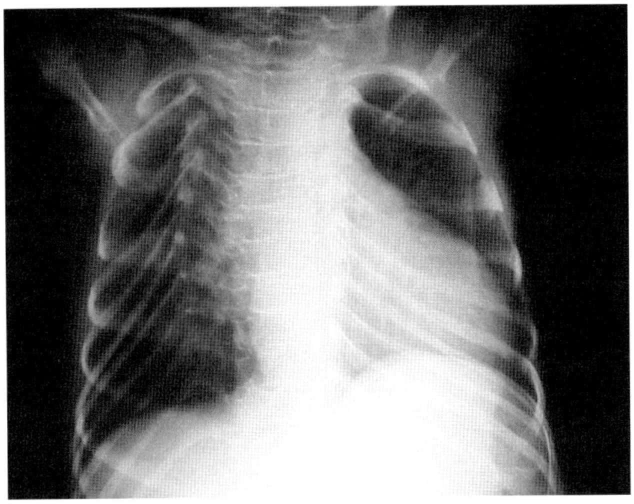

Fig. 22-3. Radiografia de tórax.

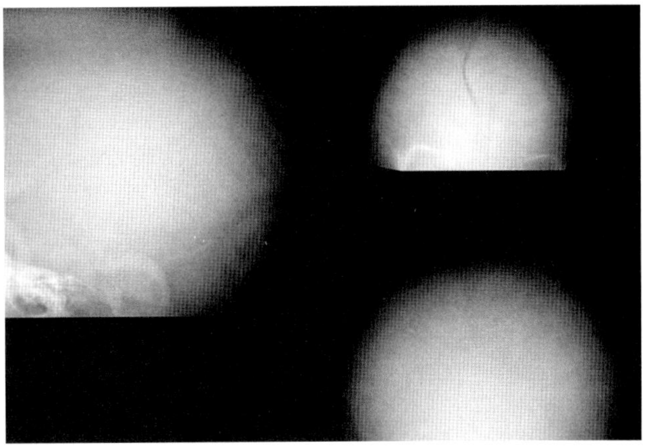

Fig. 22-4. Radiografia de calota craniana.

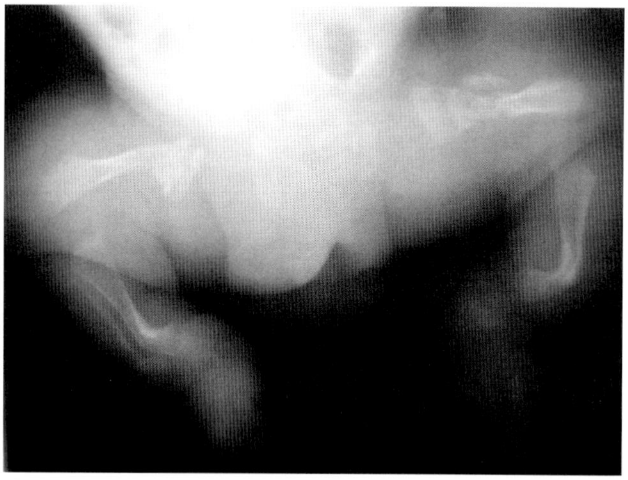

Fig. 22-1. Radiografia da bacia demonstra osteopenia difusa, fratura em diáfise do fêmur esquerdo com calo ósseo exuberante, fratura metafisária proximal do fêmur direito e tíbias encurvadas.

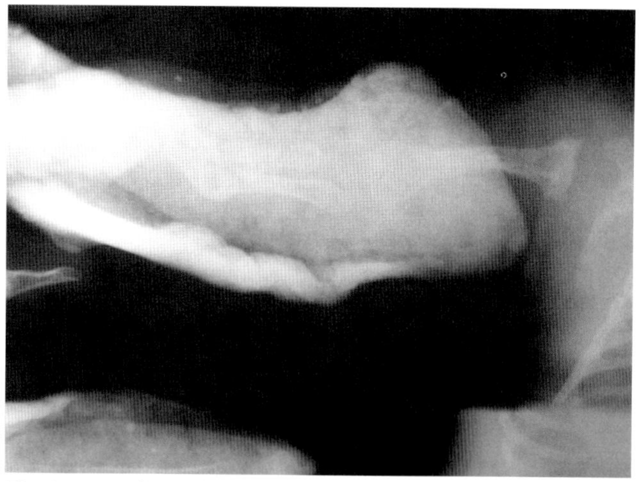

Fig. 22-2. Radiografia do membro superior direito demonstra fraturas em diáfises do rádio e ulna direitos, por intermédio de aparelho gessado.

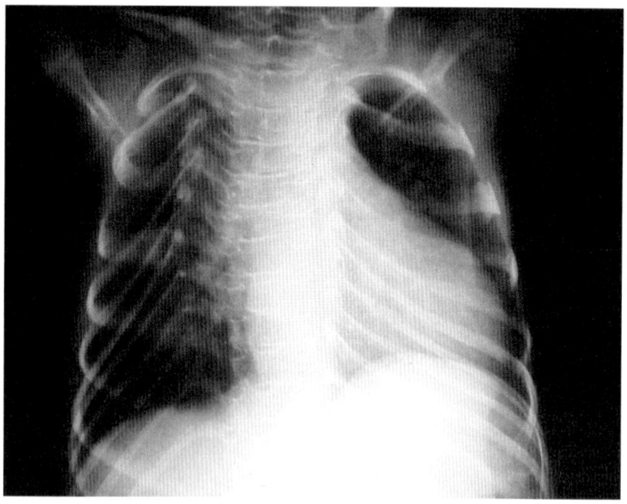

Fig. 22-3. Radiografia de tórax demonstra vértebras encurvadas e com múltiplas fraturas.

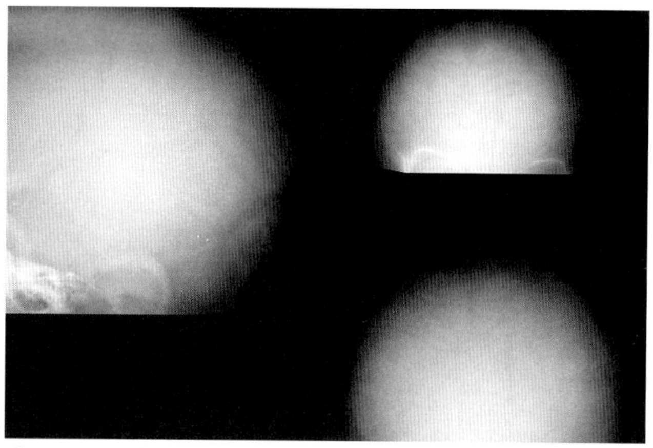

Fig. 22-4. Radiografia de calota craniana demonstra presença de ossos wormianos.

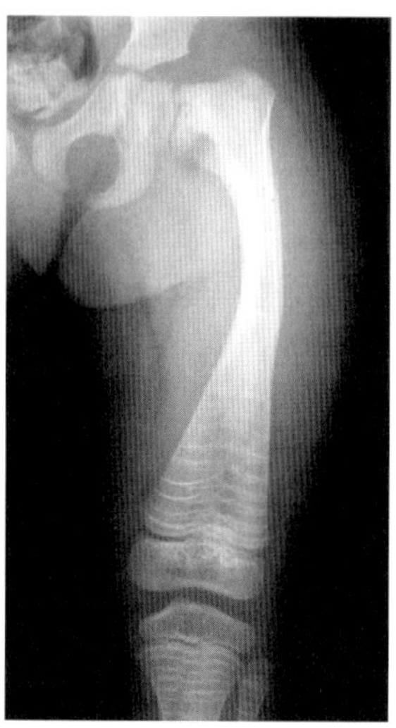

Fig. 22-5. Radiografia do fêmur esquerdo em paciente submetido a tratamento com alendronato em esquema intermitente – Múltiplas bandas de parada de crescimento.

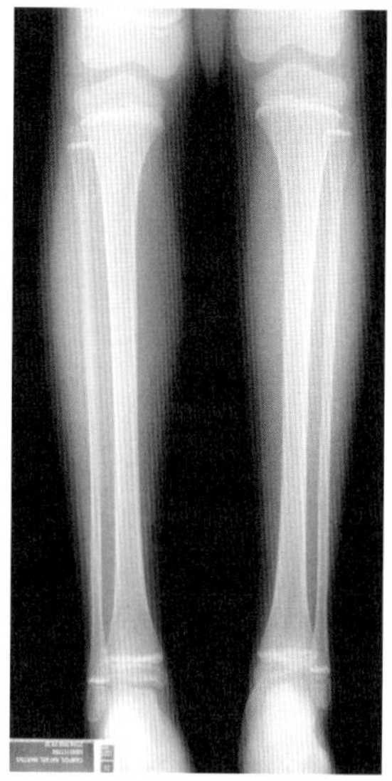

Fig. 22-6. Radiografia simples de paciente em tratamento com esquema de alendronato contínuo, resultando em uma banda radiodensa de esclerose nas placas de cartilagem provisional.

DIAGNÓSTICO

Osteogênese imperfeita do tipo III.

DEFINIÇÃO DA DOENÇA

A osteogênese imperfeita (OI) representa um grupo heterogêneo de distúrbio generalizado do tecido conjuntivo, apresentando-se basicamente por fragilidade óssea, escleras azuis e dentinose imperfeita.

A prevalência da OI é estimada em 1:15.000-20.000 crianças.

ACHADOS ANATOMOPATOLÓGICOS

O defeito básico dessa patologia é a osteopenia, que pode ser acompanhada por frouxidão ligamentar e fraqueza muscular. As crianças afetadas geralmente apresentam fraturas múltiplas e recorrentes.

ACHADOS CLÍNICOS

A classificação é feita de acordo com a gravidade clínica da doença, inicialmente proposta por *Sillence et al.* em 4 tipos:

- *Tipo I:* forma leve, com herança autossômica dominante. Geralmente diagnosticada por fratura incidental, pode apresentar cifoescoliose, fraturas múltiplas que diminuem com a puberdade, dentinose imperfeita, escleras azuis, surdez pré-senil e persistência de ossos wormianos. A estatura geralmente é mantida.
- *Tipo II:* forma grave e letal, com herança autossômica recessiva em 5% dos casos, mutação *de novo* e mosaicismo. Normalmente, as crianças vão a óbito neonatal por intensa fragilidade óssea e de arcos costais, hipoplasia pulmonar e malformações do sistema nervoso central. Apresentam múltiplas fraturas intra-uterinas, deformidades dos ossos longos, hidropsia, micrognatia.
- *Tipo III:* forma progressivamente deformante, com herança autossômica recessiva. Por apresentar hiperdesenvolvimento dos ossos do crânio e hipodesenvolvimento dos ossos da face, evidencia face triangular. Os ossos longos geralmente são encurvados e podem apresentar múltiplas fraturas, cifoescoliose e deformidades da caixa torácica.
- *Tipo IV:* forma moderada, geralmente com déficit do crescimento e deformidades de ossos longos e fraturas vertebrais.

ACHADOS DE IMAGEM

Comumente é vista osteopenia difusa, muitas vezes acompanhada por fraturas patológicas, ossos encurvados e formação de calo ósseo exuberante.

Verificam-se, também, tórax em sino, vértebras bicôncavas e persistência dos ossos wormianos em até 60% dos casos.

DIAGNÓSTICO E TRATAMENTO

Os principais diagnósticos diferenciais incluem síndrome da criança espancada, osteoporose juvenil idiopática (OJI), hipofosfatasia e acondrogênese.

O tratamento restringe-se basicamente ao manejo de fraturas com correção cirúrgica das deformidades e, mais recentemente, vêm sendo usados os agentes anti-reabsortivos (alendronatos), apresentando bons resultados. Pacientes em uso de alendronatos apresentam bandas de esclerose metafisária ao raio X de ossos longos, sendo estas múltiplas em pacientes com uso intermitente ou únicas e espessas na metáfise de ossos longos em pacientes com uso contínuo do alendronato (Figs. 22-5 e 22-6).

LEITURAS RECOMENDADAS

Orioli IM, Castilla EE, Barbosa-Neto JG. The bird prevalence rates for the skeletal dysplasias. *J Med Genet* 1986;23:328-332.

Persijn van Meerten EL, *et al.* Epi- and metaphyseal changes in children caused by administration of bisphosphonates. *Radiology* 1992;199:249-254.

Sillence DO, Senn A, Danks DM. Genetic heterogeneity in osteogenesis imperfecta. *J Med Genet* 1979;16:101-116.

Taybi H, Lachman RS. *Radiology of syndromes, metabolic disorders and skeletal dysplasias.* 4th ed. St. Louis: Mosby, 1996.

Vetter U, Pontz B, Zauner E, Brenner RE, Spranger J. Osteogenesis imperfecta: a clinical study of the first ten years of life. *Calcif Tissue Int* 1992;50:36-41.

INRAD

Musculoesquelético

QUADRO CLÍNICO

Paciente do sexo masculino, 3 anos, com queixa de dor no membro inferior esquerdo há 1 mês, sem antecedentes dignos de nota.

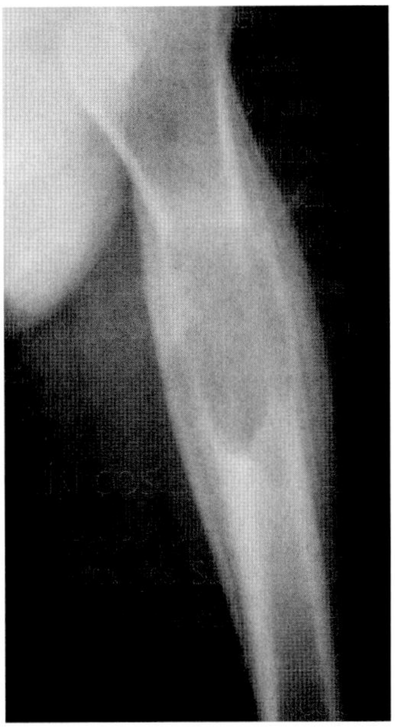

Fig. 23-1. Radiografia simples do fêmur.

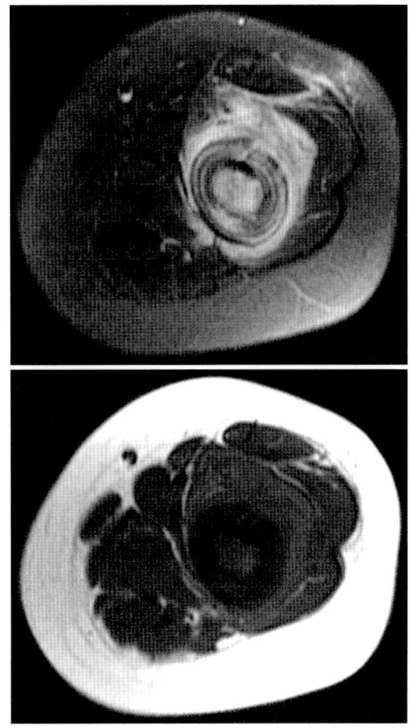

Fig. 23-2. Ressonância magnética ponderada em T2 (imagem de cima) e T1 (imagem de baixo).

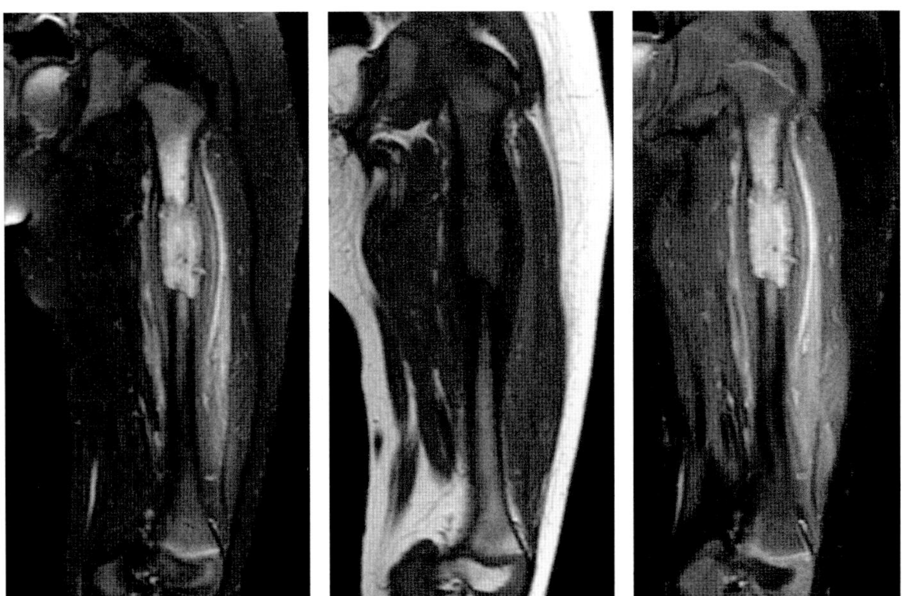

Fig. 23-3. Ressonância magnética do fêmur ponderada, respectivamente, em T2 com saturação de gordura, em T1 e em T1 com saturação de gordura, após injeção do meio de contraste paramagnético.

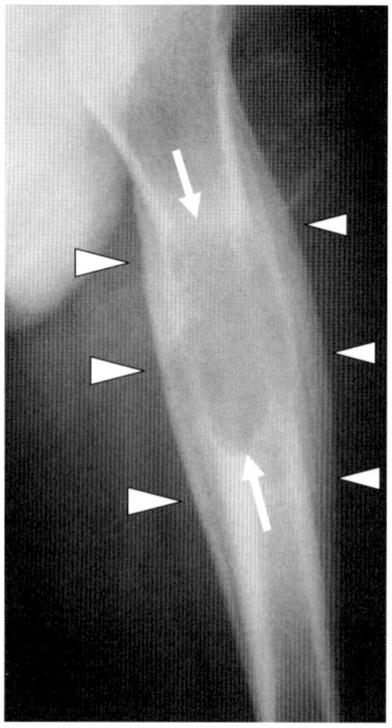

Fig. 23-1. Lesão lítica bem definida de margens levemente escleróticas localizada na porção central da diáfise proximal do fêmur, provocando afilamento endosteal (setas). Associa-se reação periosteal lamelar (em "casca de cebola") (pontas de seta).

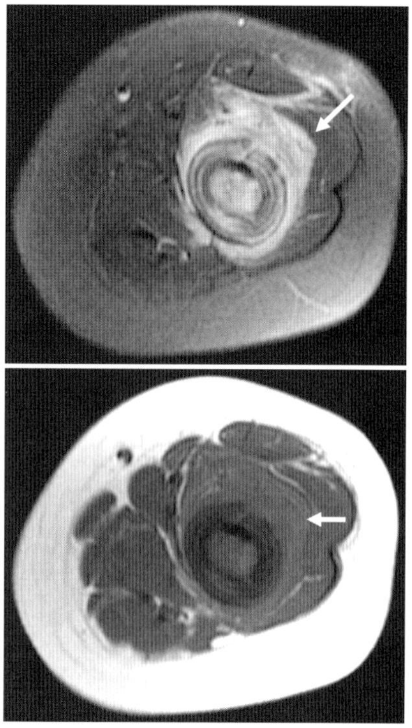

Fig. 23-2. Lesão na cavidade medular, central apresentando baixo sinal em T1 e alto sinal em T2, com infiltração da cortical e reação periosteal lamelar. Observe o componente de partes moles associado (setas).

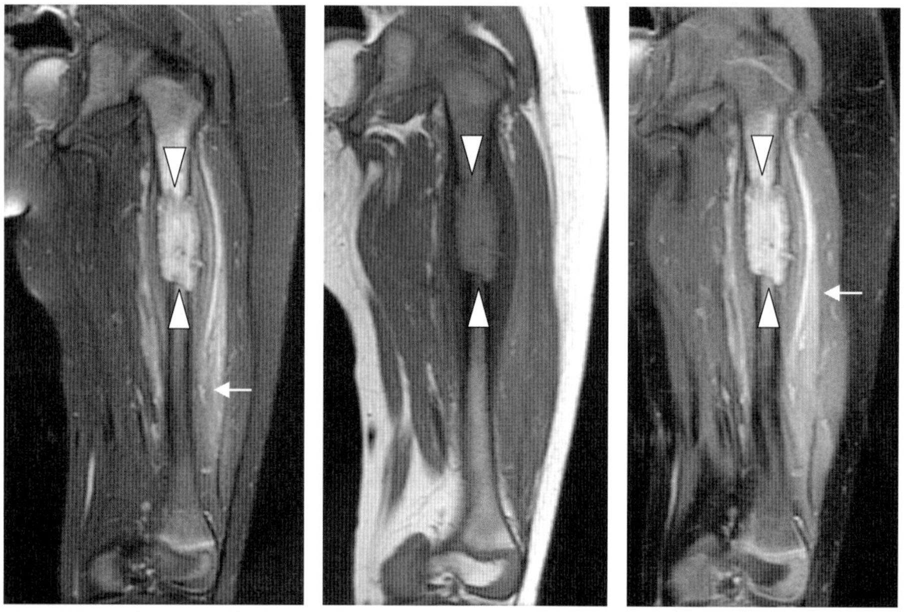

Fig. 23-3. Lesão na cavidade medular, central apresentando baixo sinal em T1 e alto sinal em T2 (pontas de seta), com realce pós-contraste (imagem da direita), com infiltração da cortical e reação periosteal lamelar. Observa-se, também, edema da medula óssea ao redor da lesão. Note o componente de partes moles associado (setas).

DIAGNÓSTICO

Histiocitose de células de Langerhans.

DEFINIÇÃO DA DOENÇA

Histiocitose de células de Langerhans é uma doença de causa desconhecida, que se dá pela proliferação de células de Langerhans atípicas (células dendríticas), formando granulomas juntamente a neutrófilos, eosinófilos, linfócitos e outras células.

ASPECTOS CLÍNICOS E LABORATORIAIS

A histiocitose pode manifestar-se por 3 síndromes; o granuloma eosinofílico (60-80% dos casos), uma doença de curso benigno, no qual há acometimento de 1 ou poucos ossos, em crianças e adultos jovens (5-15 anos) e corresponde ao caso apresentado; a doença de Hand-Schüller-Christian; e a doença de Letterer-Siwe, esta última acometendo crianças mais jovens (< 2 anos), com envolvimento multissistêmico disseminado e curso fulminante.

O granuloma eosinofílico acomete principalmente os ossos da calota craniana (29%), os arcos costais (19%) e o fêmur (13%), e o quadro clínico é inespecífico, podendo cursar com dor, leucocitose e febre. O envolvimento pulmonar ocorre em 20% dos casos, e o tratamento pode ser expectante, com resolução espontânea da lesão, mas também pode ser realizada ablação nos casos mais sintomáticos.

O diagnóstico é dado por meio de biopsia, que, em nosso serviço, é realizada preferencialmente com agulha trifina guiada por tomografia computadorizada.

ACHADOS DE IMAGEM

As lesões ósseas focais devem sempre ser analisadas de acordo com alguns parâmetros para o estreitamento do diagnóstico diferencial. Dentre as características a serem analisadas, temos que definir se estamos diante de uma lesão única ou múltipla, bem como sua localização, margens, características da matriz tumoral e tipo de reação periosteal. Além disso, parâmetros clínicos, como idade do paciente e historia prévia de malignidade, também devem ser considerados.

A histiocitose de células de Langerhans pode manifestar-se com qualquer aparência radiográfica e ter características agressivas, apesar de ser uma lesão benigna. A lesão mais característica é lítica, com margens bem ou mal definidas e destruição óssea, geralmente central. Pode destruir ou expandir a cortical, e a reação periosteal geralmente é compacta, mas pode ser laminar nas crianças jovens.

No caso apresentado, a lesão óssea apresenta média agressividade, e associando-se o quadro clínico aos achados radiológicos, o diagnóstico diferencial inclui a osteomielite aguda e o sarcoma de Ewing.

LEITURAS RECOMENDADAS

Javier Beltran J, Aparisi F, Bonmati LM, Rosenberg ZS, Present D, Steiner GC. Eosinophilic granuloma: MRI manifestations. *Skeletal Radiol* 1993;22:157-161.

Juhl JH, Crummy AB, Kuhlman JE. *Paul and Juhl's Essentials of Radiologic Imaging*. 7th ed. Philadelphia: Lippincott Williams & Wilkins, 1998.

Meyer JS, Harty MP, Mahboubi S, Heyman S, Zimmerman RA, Womer RB, *et al.* Langerhans cell histiocytosis: presentation and evolution of radiologic findings with clinical correlation. *RadioGraphics* 1995;15:1135-1146.

Tahan Rivas Tirapani

QUADRO CLÍNICO

Paciente do sexo masculino, 33 anos, com queixa de ulceração na face lateral do tornozelo direito e dor no local há 1 mês. Usuário crônico de corticosteróide para o tratamento de lúpus eritematoso sistêmico.

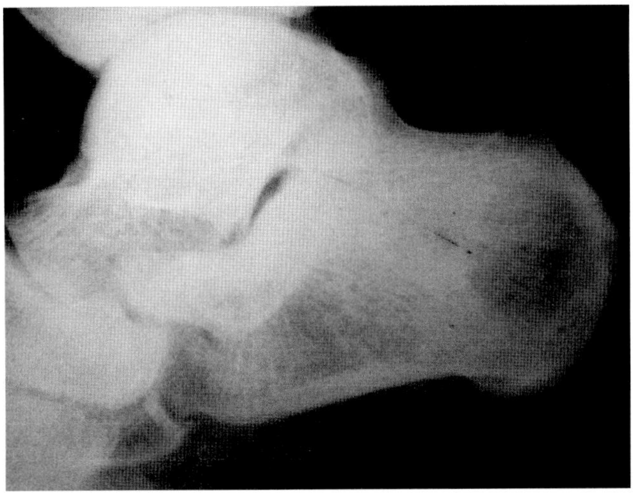

Fig. 24-1. Radiografia simples do calcâneo.

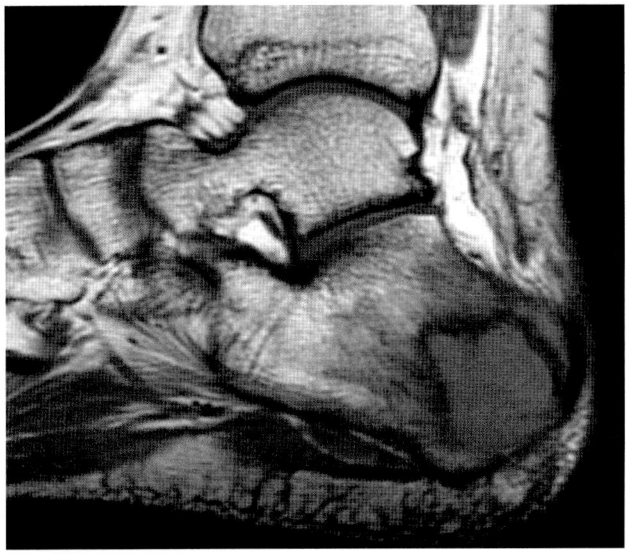

Fig. 24-2. Ressonância magnética – Plano sagital: imagem ponderada em T1.

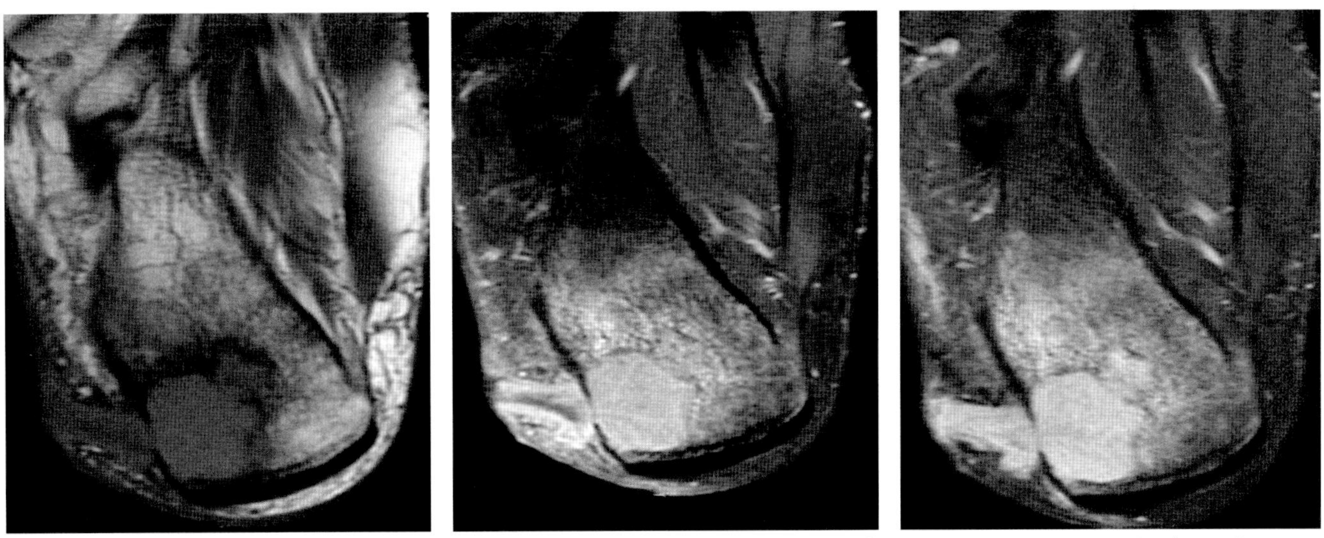

Fig. 24-3. Ressonância magnética – Plano axial do retropé: imagens adquiridas nas ponderações T1, T1 com saturação de gordura pós-contraste e T2, respectivamente.

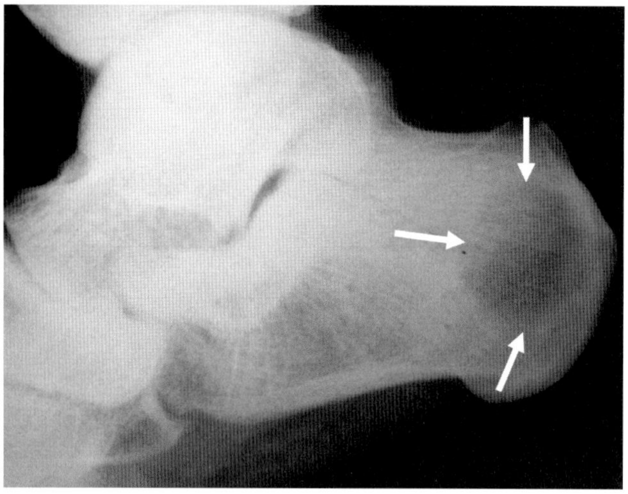

Fig. 24-1. Radiografia simples do calcâneo demonstra lesão lítica bem definida na região posterior do osso calcâneo, de margens levemente escleróticas (setas).

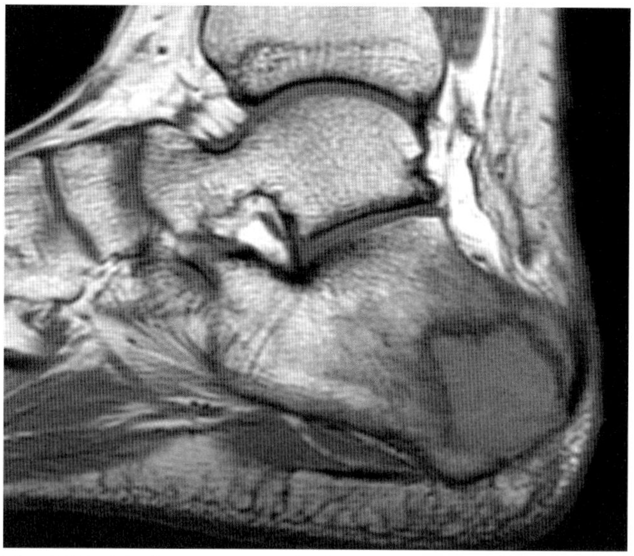

Fig. 24-2. A lesão apresenta sinal intermediário em T1 e esclerose marginal.

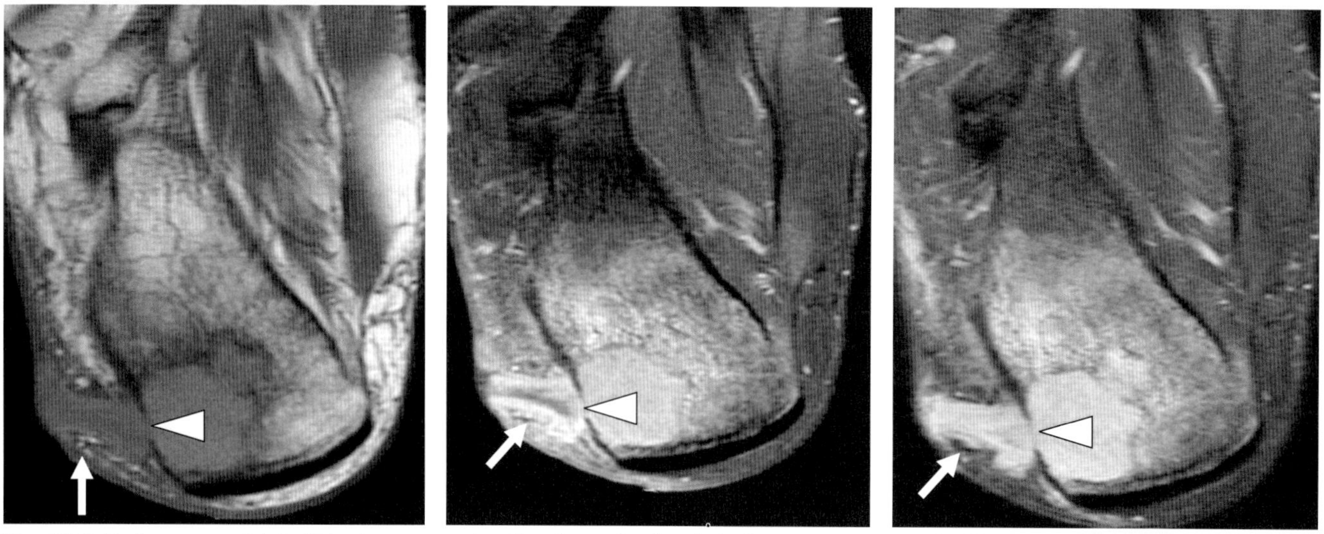

Fig. 24-3. Na imagem axial de RM, observa-se a localização excêntrica da lesão, que apresenta sinal intermediário em T1, alto sinal em T2 e realce pós-contraste. Provoca, também, ruptura cortical lateral (pontas de seta) e existe tecido inflamatório sólido (apresenta realce intenso ao meio de contraste) em partes moles adjacentes fistulizando para a pele (setas).

DIAGNÓSTICO

Osteomielite fúngica por *Cryptococcus neoformans*.

DEFINIÇÃO DA DOENÇA

Osteomielite fúngica é uma doença rara, caracterizada pelo acometimento ósseo de infecções por actinomicose, blastomicose, *aspergillus*, entre outros agentes fúngicos. O pé constitui um dos locais mais freqüentes desta afecção, em especial os pontos de maior pressão, como a cabeça dos metatarsos e o calcâneo.

ASPECTOS CLÍNICOS E LABORATORIAIS

O acometimento ósseo nas infecções fúngicas é raro, com maior acometimento de pacientes inumodeficientes, como diabéticos, doença linfoproliferativa, usuários crônicos de corticóides e portadores do vírus HIV.

Tem uma apresentação clínica variável, podendo manifestar-se como doença óssea isolada ou associada à doença disseminada. Os sinais infecciosos geralmente são leves, a evolução é insidiosa e tende à cronicidade, o que muitas vezes leva a um retardo no diagnóstico.

As infecções crônicas geralmente levam à formação de tratos fistulosos e abscessos frios, como no caso apresentado.

O diagnóstico é confirmado por biopsia, preferencialmente guiada por tomografia computadorizada e cultura com isolamento do microorganismo causador.

ACHADOS DE IMAGEM

Nos casos de osteomielite fúngica, a radiografia simples evidencia, geralmente, lesão lítica bem definida, com margens discretamente escleróticas, sem reação periosteal ou evidência de seqüestro, aspectos estes que auxiliam na diferenciação com a osteomielite bacteriana, que costuma apresentar achados de maior agressividade.

A tomografia computadorizada evidencia os mesmos achados encontrados na radiografia simples, auxiliando, sobretudo, na pesquisa de seqüestro ósseo.

Na ressonância magnética, apresenta-se geralmente como uma lesão lítica intra-óssea, bem definida e com realce intenso e freqüentemente homogêneo após a injeção do meio de contraste paramagnético, associado a edema da medular óssea circunjacente. Pode haver a caracterização de trajeto fistuloso. Nos casos de micetoma, são característicos pequenos focos de baixo sinal esparsos.

Os diagnósticos diferenciais devem incluir infecções bacterianas e tumores, entre eles tumor de células gigantes, osteoblastoma e condroblastoma.

LEITURAS RECOMENDADAS

Arkun R. Parasitic and fungal disease of bones and joints. *Semin Musculoskelet Radiol* 2004 Sep;8(3):231-42.

El Bagi ME, Sammak BM, Al Shahed MS, Yousef BA, Demuren OA, Al Jared M, *et al.* Rare bone infections "excluding the spine". *Eur Radiol* 1999;9(6):1078-87.

Kohli R, Hadley S. Fungal arthritis and osteomyelitis. *Infect Dis Clin North Am* 2005 Dec;19(4):831-51.

Robson de Barros

QUADRO CLÍNICO

Paciente masculino, de 37 anos, com antecedente de fratura do úmero direito fixada há 2 anos, após queda da própria altura, procurou HC – FMUSP queixando-se de tumoração no ombro direito.

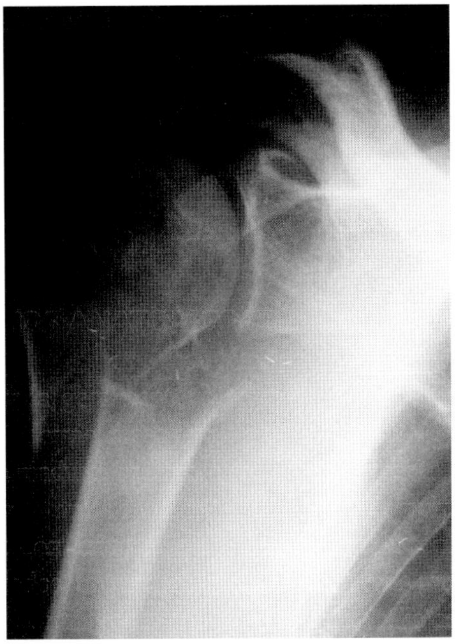

Fig. 25-1. Radiografia simples do úmero direito – Exame inicial realizado em serviço externo.

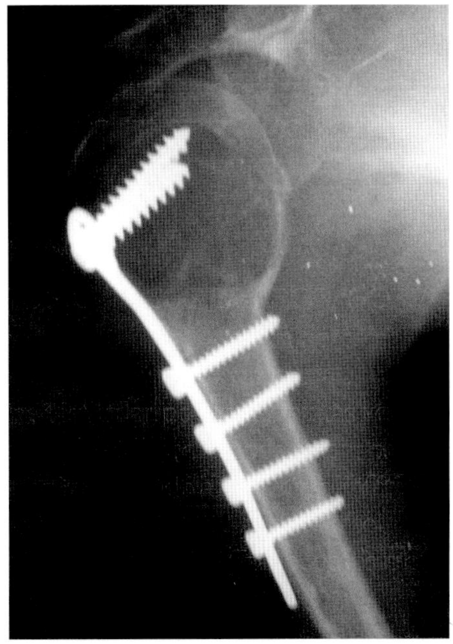

Fig. 25-2. Radiografia simples pós-fixação recente da fratura – Exame realizado em serviço externo.

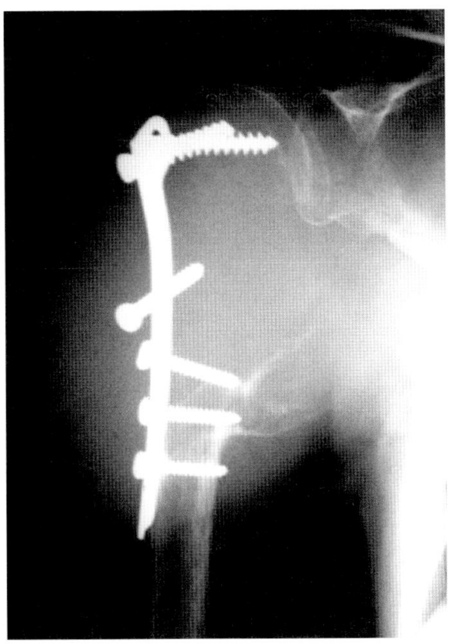

Fig. 25-3. Radiografia simples feita 2 anos após a fixação da fratura.

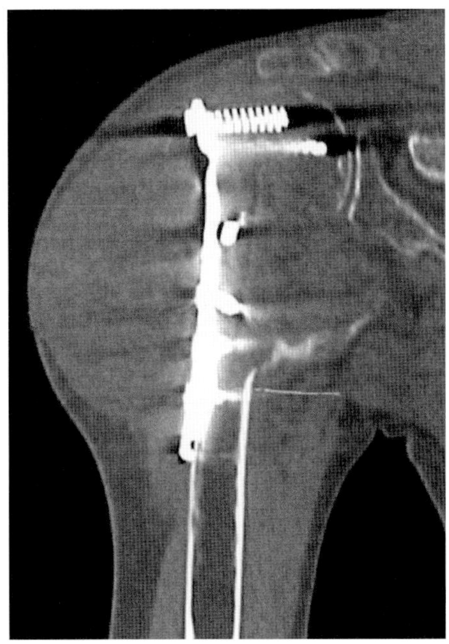

Fig. 25-4. Tomografia computadorizada sem contraste endovenoso – Reconstrução coronal.

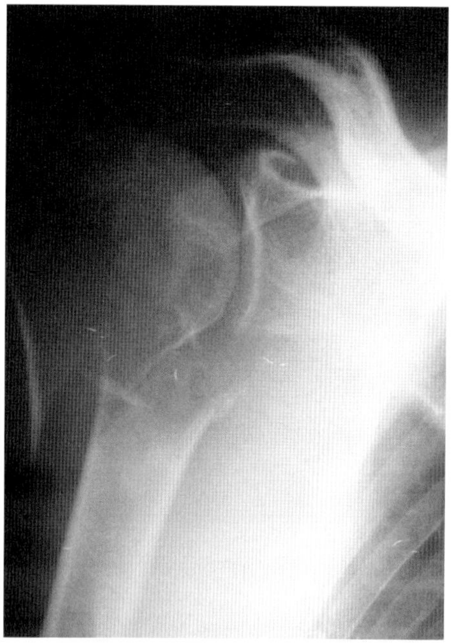

Fig. 25-1. Fratura completa metadiafisária proximal do úmero, com pequeno desalinhamento.

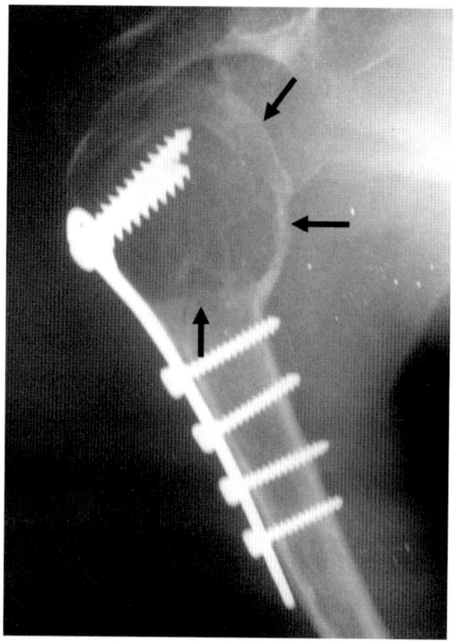

Fig. 25-2. Radiografia simples do ombro pós-fixação com placa e parafusos metálicos. Observe a presença de lesão lítica insuflativa metaepifisária proximal do úmero, de contornos bem definidos e não-escleróticos atingindo a superfície articular (setas).

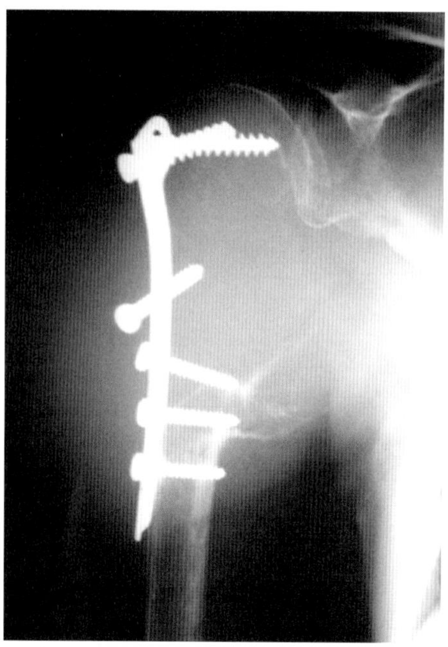

Fig. 25-3. Dois anos após a fratura e a fixação, observa-se lesão expansiva que provoca destruição cortical na região diametaepifisária proximal do úmero e grande componente de partes moles.

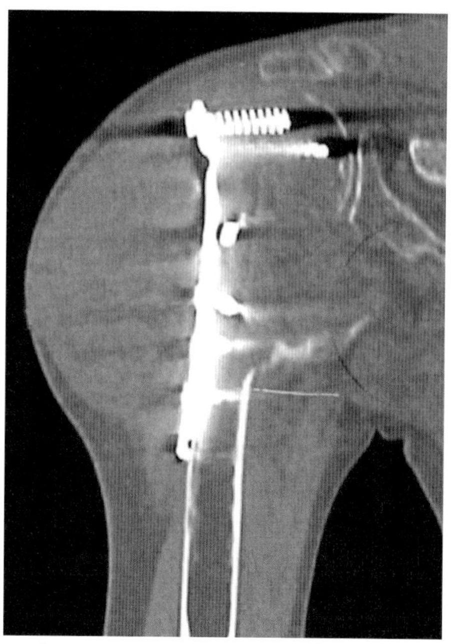

Fig. 25-4. Reformatação coronal de TC demonstra a massa provocando destruição da cortical óssea e o componente de partes moles associado.

DIAGNÓSTICO

Tumor de células gigantes.

DEFINIÇÃO DA DOENÇA

O tumor de células gigantes é um tumor relativamente freqüente, acometendo, preferencialmente, ossos longos, em especial fêmur distal, tíbia proximal e úmero, porém com relatos de ocorrência em quase todos os ossos do corpo.

ASPECTOS ANATOMOPATOLÓGICOS

Acredita-se que tenha origem em uma célula precursora dos osteoclastos, e recebe esse nome em razão do seu aspecto histológico, com presença de células gigantes multinucleadas entremeadas de células mononucleares predominantemente redondas ou ovais que se assemelham a histiócitos. Entretanto, a presença das células gigantes não é um achado específico, necessitando de correlação com os achados de imagem para o diagnóstico correto.

ASPECTOS CLÍNICOS E LABORATORIAIS

Ao contrário da maioria dos tumores ósseos, é mais comum no sexo feminino, em uma proporção de 1,5:1. A faixa etária mais acometida é dos 20 aos 50 anos, concentrando cerca de 80% dos casos, com pico de incidência na terceira década de vida. O diagnóstico de tumor de células gigantes em pacientes com a epífise de crescimento aberta deve ser vista com cautela, já que a freqüência em pacientes com idade menor que 14 anos é de apenas 3%.

O paciente pode não ter queixas ou apresentar sintomas que incluem dor, tumoração local e limitação da amplitude de movimento. Cerca de 10% dos pacientes se apresentam com um quadro agudo em decorrência de fratura patológica.

As principais complicações são fratura patológica, metástases pulmonares (mesmo em casos benignos) e malignização (ocorre em 5% a 10% dos tumores de células gigantes), podendo a degeneração sarcomatosa estar associada à irradiação do tumor.

ACHADOS DE IMAGEM

A apresentação radiológica é de uma lesão lítica insuflativa, excêntrica e metafisária estendendo-se para a epífise e para a superfície articular, com margens bem definidas e não-escleróticas. Geralmente, não apresenta matriz óssea ou reação periosteal.

Na tomografia computadorizada, é mais bem caracterizado o grau de expansão e remodelamento com afilamento ou ruptura da cortical e a ausência de mineralização.

A ressonância magnética é o melhor método para avaliar a extensão para partes moles, com o componente sólido apresentando baixo/médio sinal nas seqüências ponderadas em T1 e T2. Cistos ósseos aneurismáticos secundários, presentes em 14% dos tumores de células gigantes, podem ser vistos com alto sinal em T2, formando o nível líquido–líquido.

O diagnóstico de fratura patológica pode ser difícil em alguns casos, pois o tumor pode não ser visível nas radiografias iniciais. Deve-se considerar fratura patológica quando o grau da fratura for incompatível com o mecanismo de trauma envolvido. Além disso, fraturas em locais atípicos, como a transição metadiafisária proximal do úmero (distal ao colo cirúrgico), são mais associadas a processos expansivos.

LEITURA RECOMENDADA

Murphey MD, Nomikos GC, Flemming DJ, Gannon FH, Temple HT, Kransdorf MJ. From the archives of AFIP. Imaging of giant cell tumor and giant cell reparative granuloma of bone: radiologic-pathologic correlation. *Radiographics* 2001;21:1283-1309.